AF551477

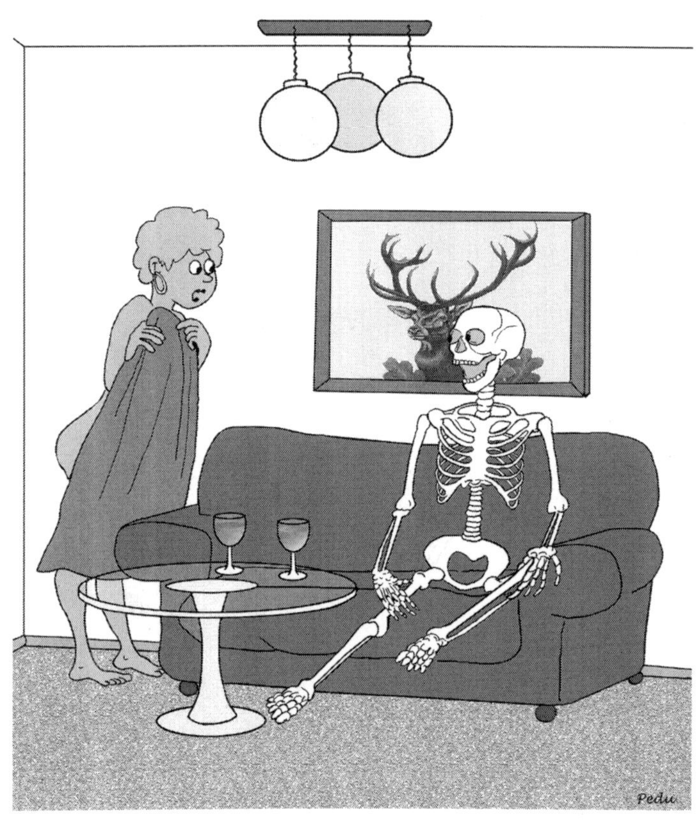

„Ganz ehrlich, Hubert,
vor deiner Diät fand ich dich attraktiver!“

Dr. med. Jörg Vogel

... dann machen wir Sie mal schlank!

Ihr Hausarzt als Verdünner

mit Zeichnungen von
Peter Dunsch

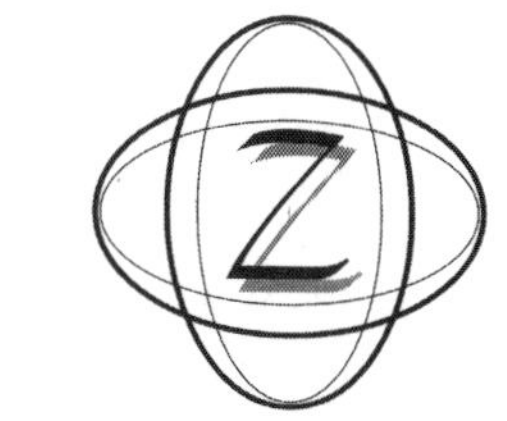

dr. ziethen verlag
Oschersleben

Bibliografische Information der Deutschen Nationalbibliothek:
Die Deutsche Nationalbibliothek verzeichnet diese Publikation in der Deutschen Nationalbibliografie; detaillierte bibliografische Daten sind im Internet über http://dnb.d-nb.de abrufbar.

39387 Oschersleben, Friedrichstraße 15a
fon 03949.4396
e-Mail info@dr-ziethen-verlag.de
www.dr-ziethen-verlag.de
3. Auflage 2025

Satz & Layout: dr. ziethen verlag
Umschlaggestaltung: Peter Dunsch

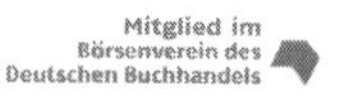

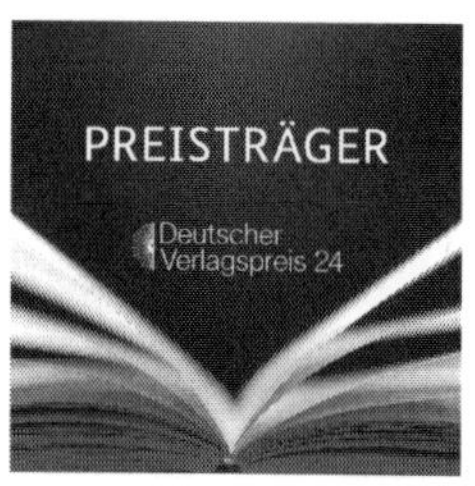

Printed in EU
ISBN 978-3-86289-229-7
Gedruckt auf umweltfreundlich chlorfrei gebleichtem Papier.

Einleitung

Wenn mir jemand vor einigen Jahren vorhergesagt hätte, dass ich mal ein Buch übers Abnehmen schreiben würde, dann hätte ich laut gelacht.

„Eher über Hunderte Abnehmversuche …!“, hätte ich gerufen. Und wäre erst mal was essen gegangen.

So ein Humbug … Denn wer eins meiner bisherigen Bücher gelesen hat, der weiß, dass ich erstens das Allermeiste tatsächlich so erlebt habe, wie es da steht, und zweitens, dass ich seit meiner frühesten Kindheit dick war.

Auch als Hausarzt hatte ich das Thema Gewichtsreduktion bei meinen übergewichtigen Patienten längst ad acta gelegt. Es lohnte Zeit und Mühe nicht. Klar, man gab den Patienten natürlich den Ratschlag abzunehmen, insbesondere, wenn sie sich schon halb totgefressen (oder getrunken) hatten. Nur wie sie das auf die Reihe kriegen sollten – das war ihnen und mir ein Rätsel. Ich war ja selber ein Moppel.

„Essen Sie fettarm!“, riet ich.

„Das mach ich doch längst“, konterte Frau Meier, die trotzdem „schon wieder etwas stärker“ geworden war.

„Essen Sie mehr pflanzlich!“, sagte ich.

„Ich trinke pflanzlich. Drei mal täglich ein Bier und ein Korn,“ murmelte Herr Müller mit seiner dunkelroten Gichtzehe. Dann bat er mich, ihm die Schnürsenkel zuzumachen, weil sein Trommelbauch kein Vorbeugen ohne Ohnmachtsanfall zuließ.

„Essen Sie mehr Obst und Gemüse anstatt Fleisch! Und Vollkornprodukte!“, betete ich die ständige Empfehlung der Deutschen Gesellschaft für Ernährung (DEG) nach.

Der Erfolg war auf Dauer gleich Null. Vielleicht nahm irgendjemand wirklich mal drei oder vier Kilo ab. Eine Patientin ist mir im Gedächtnis geblieben, weil sie mit Hilfe von *weight watchers* sogar 19 kg in einem dreiviertel Jahr geschafft hatte. Aber wenige Monate danach, spätestens nach Weihnachten, war alles wieder da. Und meistens noch etwas mehr …

„Wer wird denn weinen, wenn man auseinandergeht …“

Irgendwann gab ich es auf, die Patienten verschlanken zu wollen. So wie viele meiner ärztlichen Kollegen auch.

„Essen ist der Sex des Alters!“ – und offensichtlich nicht nur des Alters.

Bis dann im August 2013 ein Wunder geschah.

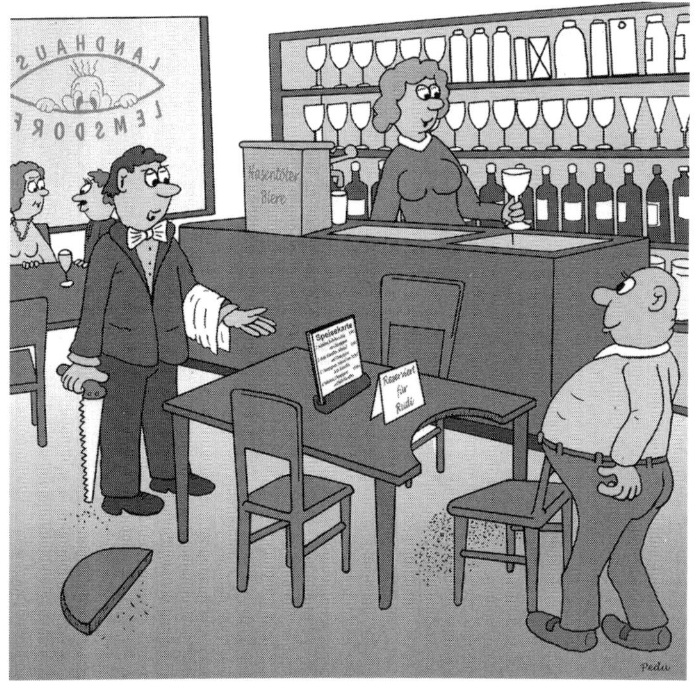

„Ich habe den Tisch schon vorbereitet.“

KAPITEL 1:
Über Übergewicht in Deutschland und anderswo

Wenn man den neusten Statistiken glauben darf, sind derzeit in Deutschland deutlich über fünfzig Prozent der Erwachsenen übergewichtig. Mehr als ein Drittel gelten als adipös oder (hässlicherweise) auf Deutsch: fettsüchtig. Das sind Menschen mit einem Body-Mass-Index (BMI) über dreißig. Dieser Index wurde von der WHO als Kriterium gewählt, weil er einfach zu ermitteln ist und man die Fettsucht irgendwie in Normal- und krankhafte Werte fassen musste. Natürlich streiten sich die Besserwisser, weil er auch mal fälschlicherweise erhöht sein kann. Zum Beispiel bei einem Bodybuilder mit Armen und Beinen wie Brückenpfeiler. Dessen BMI liegt dann auch über 30. Selbst wenn etwas Gehirn fehlt oder die Hoden zurückgebildet sind. Muskeln wiegen eben schwerer als Fett.

In den letzten dreißig Jahren ging es mit dem Gewicht der Deutschen ständig bergauf. Insbesondere bei Kindern. Deswegen verlagern sich viele der heutigen Zivilisationskrankheiten der wohlhabenden Länder immer mehr ins jüngere Alter. Zuckerkrankheit (Diabetes mellitus), Bluthochdruck (Hypertonie), Fettstoffwechselstörungen (Hyperlipidämie) und Gicht beginnen nicht erst jenseits des Rentenalters, sondern weit früher. Denn sie alle sind mehr oder weniger Folgekrankheiten des Übergewichts. Das gilt auch für viele abnutzungsbedingte Rücken- und Gelenkkrankheiten.

Heute den (meist übergewichtsbedingten) Diabetes Typ 2 als Altersdiabetes zu bezeichnen, ist fast schon lächerlich. Viele meiner Patienten, denen ich diese Diagnose „überzuckern“ muss, sind noch keine Fünfzig.

Natürlich haben alle schon längst dieses Problem erkannt. Insbesondere in den USA. Beim „Weltmarktführer“ in Sachen Übergewicht wurde schon in den siebziger Jahren beobachtet: Die Leute essen zu fett. Das stimmte auch. Getreu dem Motto von McDonalds „Es ist alles essbar, was zwischen zwei Brötchenhälften passt“, wurde und wird gegrillt und gebraten, was der Speck hergibt. Und warum Kartoffeln mühsam kochen oder fettarm braten, wenn man sie schon fertig als Chips aus der Dose haben kann? Oder als Pommes mit Majo?

Dann kam dort der Trend zu „light"-Produkten auf. Fettreduziert wurde chic.

Es gab nur ein Problem: Die Leute blieben nicht nur dick, sie wurden sogar noch fetter!

Was war hier los? Und die Cholesterinwerte sanken auch nicht wie erwartet ins Bodenlose.

Jetzt ging man dem Volk an die Eier. Eins, höchstens zwei! Pro Woche! Aber dann ...

Nichts dann. Die Pharmaindustrie frohlockte und brachte einen Cholesterinhemmer nach dem anderen auf den Markt. Und immer neue Medikamente gegen Diabetes. Mit Abnehmpillen probierte sie es auch. Doch Letzteres ging schief, zu viele Nebenwirkungen. Klar, man kann auch abnehmen, wenn man sich permanent in die Hose scheißt ...

Da wir in Deutschland den Amerikanern schon lange fast alles nachmachen, lief die Entwicklung bei uns genauso ab. Nur ein paar Jahre zeitverzögert. Viele waren es leid, dass alles „light" wurde. Weil fettreduzierter Joghurt oder Käse nun mal nicht so schmeckt wie normal. Irgendwie trocken und farblos. Doch dann begann die Ernährungsindustrie zu „zaubern". Es schmeckte besser, und die Menschen wurden kontinuierlich „etwas kräftiger".

Bis sich in den USA endlich einer lautstark zu Wort meldete, der das Ganze gar nicht mehr lustig fand. Der Professor hieß auch noch Lustig und war eigentlich Kinderarzt.

Dieser Doktor Lustig hatte es nämlich satt, den Kindern beim Wachsen zuzusehen – beim Wachsen in die Breite statt in die Länge. Und bei ihnen schon die Folgekrankheiten wie Diabetes Typ 2 („Alterszucker"!) zu behandeln. Wo sie doch alle so fettarm aßen?!

Er hatte Bekanntschaft gemacht mit den Lehren eines englischen Wissenschaftlers namens John Yudkin, der fest der Meinung war, dass Fett gar nicht so fett macht. Nein! Der

Zucker wäre schuld! Doktor Yudkin wurde dafür von seinen ärztlichen Kollegen und der Pharma- und Ernährungsindustrie für verrückt erklärt und wissenschaftlich geächtet.

Doch Professor Lustig fand das gar nicht dumm. Er forschte weiter. Denn diesen massiven Gewichtszuwachs gab es in der modernen Welt erst, seit der Zucker als Massenprodukt für jedermann erschwinglich wurde – ein Billignahrungsmittel.

Davor waren die meisten Übergewichtigen hauptsächlich reiche Säcke und Majestäten. Eben die, die sich den Zucker leisten konnten. Es gab sogar abschließbare Zuckerdöschen – so kostbar war das süße Gift.

Professor Lustig schrieb Artikel und Bücher über die fatale Rolle des Zuckers. Dieser hatte inzwischen in beinahe jedes Lebensmittel Einzug gehalten. Nicht nur als Süßmacher, sondern auch als Konservierungsstoff (in nahezu allen Fertigprodukten), als Farbgeber (z.B. im Brot) oder als Geschmacksverstärker (z.B. in Leberwurst). Deshalb schmeckte „light" auch plötzlich besser.

Und nicht nur das. Dieser umtriebige Kinderarzt hielt auch noch Vorträge, sogar im Internet!

Das durfte doch nicht wahr sein! – fand die Industrie und erklärte auch ihn für bescheuert. Dieser Mann gefährdet tausende Arbeitsplätze, denn fast die gesamte Volkswirtschaft lebt doch prächtig vom billigen Rohstoff Zucker: die Ernährungsindustrie, die Pharmaindustrie, die gesamte Gesundheitsindustrie einschließlich der Krankenkassen, aber auch wir Ärzte …

Und da kommt einer und behauptet: „Wir leben in einer giftigen Umgebung …"

Wo Süßes doch so glücklich macht!

Wie anderswo, so auch in Deutschland.

Ich bin seit 1992 Hausarzt und hatte in den ersten zwanzig Jahren meiner Hausarzt-Tätigkeit kein Wort darüber auf irgendeiner Fortbildung gehört oder in irgendeiner Zeitschrift gelesen.

Kein Wunder. Als Allgemeinmediziner muss man den Überblick über das gesamte Spektrum der Krankheiten haben. Man muss täglich sechzig bis achtzig Mal in der Lage sein, innerhalb von fünf Minuten die Symptome und Hintergründe zu erfragen und eine Verdachtsdiagnose zu stellen. Egal ob der Patient mit einer neu entdeckten Stoffwechselstörung kommt oder einer Sprunggelenkszerrung, einem roten Hals oder einer juckenden Zehe. Dann lotst man den Patienten zum Spezialisten, der die Sache tiefgründiger diagnostiziert. Oder man behandelt selbst. Oder beruhigt die Familienangehörigen. Und geht auf krankmachende Umgebungsfaktoren ein, usw. usf.

Natürlich sind wir auch die Hauptbehandler der großen Volkskrankheiten. Zu uns kommt der Patient aller sechs bis sieben Wochen, zum Spezialisten ein bis zwei Mal pro Jahr. Deswegen bilden wir uns fort, fahren zu Kongressen und lesen Fachzeitschriften. Es soll übrigens vorkommen, dass mancher Hausarzt auch ein Privatleben hat …

Aber merkwürdig: Bei großen Fortbildungsveranstaltungen, zum Beispiel über Diabetes, spielt das Thema Ernährung höchstens eine Nebenrolle. Die neusten Pillen, der neuste Insulin-PEN, große Studien dazu, das ist das Wichtigste. Es ist ergiebig, die Krankheiten mit teuren Produkten gut zu verwalten, anstatt über die Ursachen zu reden. Oder sie sogar heilen zu wollen. Und in den Pausen gibt es Kekse …

In den letzten Jahren beginnt sich das aber langsam zu verändern. Zumindest scheint man nun doch die Rolle des Zuckers als „Verdickungsmittel“ zu akzeptieren. Sogar bei den Diabetologen, die bisher immer der Meinung waren: Fett essen macht fett und löst damit den Diabetes Typ 2 aus. Jetzt ist man zumindest schon bei mediterraner Kost und Kohlehydraten mit niedrigem glykämischen Index angelangt. Aber nicht alle.

Und die Eier wurden freigesprochen!

Nun müsste man die Leute nur noch schlank bekommen …

Verkehrsproblem

Nach Jahren wollte Rüdiger
mal eine Frau besteigen.
Zu diesem Zwecke nannte er
ein strammes Weib sein eigen.

Doch recht beschwerlich war der Sex,
ließ ihn die Lust verdammen.
Der Wohlstand machte sie konvex,
sie kamen nicht zusammen.

Dann, als die Freude endlich kam,
ward ihr die Lust verdorben …
Auf seinem Grab steht, er ist am
Verkehrsinfarkt gestorben.

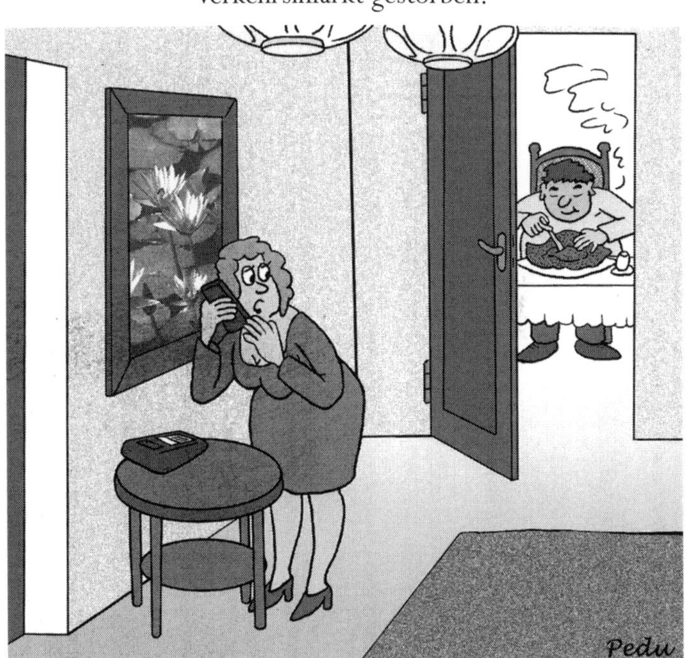

„Der Rettungsdienst? Haben Sie heute noch einen Termin frei, so in drei bis vier Stunden?"

KAPITEL 2:

Ein Moppel als Hausarzt

Meine Leser und die Besucher meiner Kabarettabende wissen es: Ich war seit frühester Kindheit übergewichtig. Mal mehr und mal weniger. Mit all den dazu gehörigen Problemen. Sie lieben diese Geschichten aus dem Sportunterricht oder bei meiner dürren Kinderärztin namens Reiher-Brüll und lachen sich gesund dabei.

Angefangen hat das mit dem Dicksein schon im dritten Lebensjahr. Sicher war es auch genetisch bedingt. Mein Vater war ein stattlicher Mann, und er reichte mir ein Ypsilon-Chromosom mit sehr dicken Balken rüber. Aber ich liebte auch meine rundliche Omi und ihre Käsesemmeln mit „guter Butter" und extrasüßem Kakao. Es gibt ein Foto darüber, auf dem ich, käsesemmelessend, wegen einer Ohrenentzündung ein Kopftuch von Großmutter tragen musste. Mein Vater nannte mich daraufhin „Die alte Maiern", da ich dieser dicken Frau aus der Nachbarschaft in diesem Look nicht unähnlich war. Mensch, die Maiern war auch wirklich fett! Heute würde man sagen: Sie wohnte in Bautzen und Umgebung …

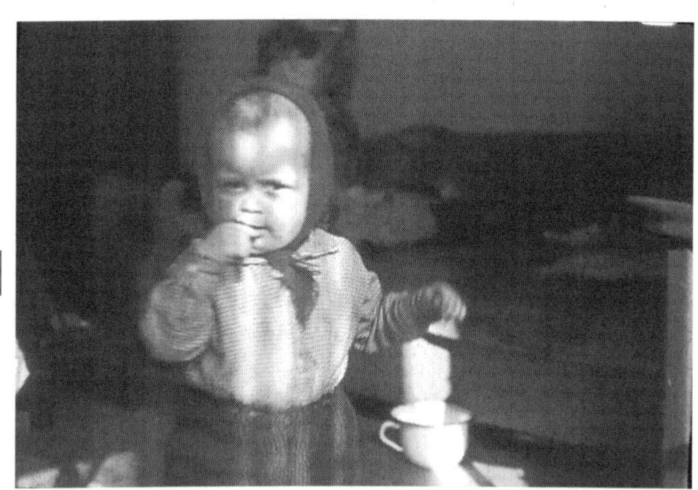

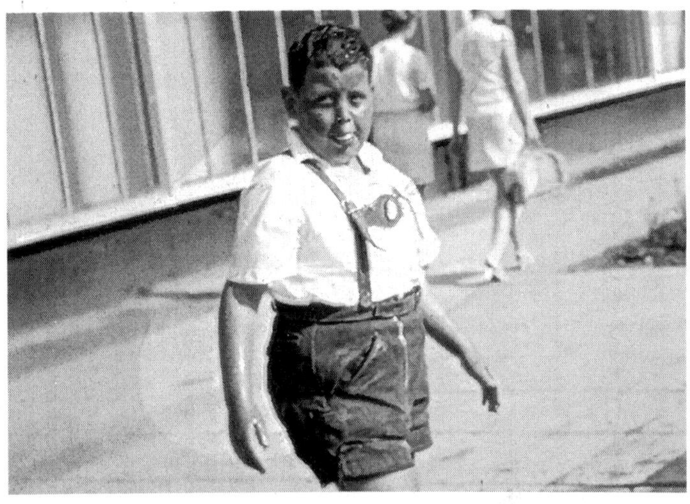

Im Kindergarten gab es keine besonderen Probleme. Meine kleine Meinung war gewichtig, und ich ruhte in mir. Wer mir trotzdem auf den Senkel ging und nicht schnell genug weglaufen konnte, wurde umgeschubst. Allerdings konnten fast alle Kinder schnell genug weglaufen. Sie brauchten dabei nicht mal zu rennen.

Auch dachte ich mir nichts dabei, wenn wir zum Elternabend das Märchen „Hänsel und Gretel" aufführten und ich spielte Hänsel *und* Gretel …

In der Schule versuchte mein dünner Banknachbar Lutz, mich zu hänseln. Ich ließ es mir eine Weile gefallen, weil mir nichts anderes übrig blieb. Er war der Klassenbeste in Sport, kam sogar mehrmals hintereinander die Kletterstange hoch, während ich vergeblich mit der Schwerkraft rang, und Umschubsen ging auch nicht. Das hätte mir einen Satz roter Ohren eingebracht. Wenigstens knirschte ich aber mit den Zähnen, wenn er nicht hinguckte.

Dafür war ich in Deutsch besser, schrieb tolle Aufsätze darüber, wie ich im Ferienlager mit mehreren Küchenfrauen tanzte und dafür immer ein zweites Mal nachholen durfte.

Eines Tages hatte ich dann wirklich genug und tat etwas, was sich in unserer Klasse sonst niemand traute: Ich schiss den starken Lutz mörderisch zusammen. Meine ganze Wut und Verzweiflung über die ständigen Sticheleien kleidete sich in Worte und polterte ihm an die strähnige Rübe. Wie von selbst.

Was geschah? Lutz erstarrte, sah mich an, streckte mir die Hand entgegen und sagte voller Respekt: „Kannst Buschi zu mir sagen."

Und mich taufte er „Moppel". Weil gerade zu dieser Zeit so ein blöder Film mit Thomas Lück und Andreas Holm (Schlagerbarden in der damaligen DDR – die Älteren werden sich nicht erinnern wollen) im Fernsehen lief. Lück war lustig und rundlich und hieß dort genauso. Diese Ähnlichkeit wurde mir zum Verhängnis, und ich behielt diesen Spitznamen mein Leben lang. Und Buschi ist noch heute mein bester Freund!

Es gab dann zwei natürliche Schlankperioden bei mir. Für die erste war, mit vierzehn Jahren, ein striktes Wachstum verantwortlich. Außerdem war meine liebe Oma gestorben. Und damit ihre Käsesemmeln.

Die zweite dünne Phase durchlebte ich bei der Armee, weil dort das Essen schlecht war und der Unteroffizier, der uns drillte, ein cholerischer Idiot. Ich sehe ihn noch, wie er beim Schreien spuckte: „Vogel, wenn Sie zu doof sind, sich was zu merken, müssen Sie sich eben alles aufschreiben! – Ich muss mir schließlich auch alles aufschreiben …!"

Zum Ende meiner Dienstzeit verbannte er mich zur Strafe für meine „Vergehen" immer öfter in die Küche (!), so dass ich pünktlich zum Studium der Medizin wieder zum Moppel mutierte.

„Gott sei Dank", sagte Buschi, der auch Mediziner wurde, und wir zogen in eine gemeinsame Bude unter dem Motto: „Wein, Weib und Gesang". Na ja, und ziemlich viel Büffeln war auch dabei.

Dann wurde ich Arzt, gründete eine Familie, und selbst meine geliebte Frau sagt heute noch Moppi zu mir. Und wie sie das sagt! Ich möchte es nie vermissen.

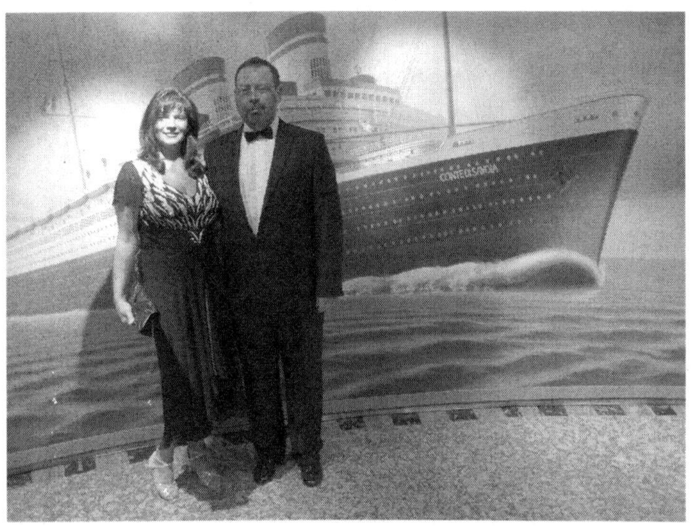

Aber: Namen sind Schall und Rauch, und natürlich versuchte ich mein Leben lang abzunehmen. Gerade als Arzt, der den Patienten genau dazu rät.

Auch, weil es so vieles leichter macht. Wie meine Leser wissen, tanzen meine Frau und ich schon seit vielen Jahren. Tanzen hat etwas mit Freude und Ästhetik zu tun – bei mir hauptsächlich mit Schwitzen. Für die Hosengrößen, die mir passten, waren grundsätzlich meine Beine zu kurz. Und wenn wir uns einschifften, um eine zweiwöchige Kreuzfahrt zu machen, wurde das Zurückkommen in denselben Klamotten zum Abenteuer. Denn irgendein Klabautermann macht auf so einem Schiff immer heimlich die Sachen enger!

So folgte den üppigen Phasen meistens eine Diät, mal FDH (Friss Die Hälfte), mal die Hawaii-Diät, dann wieder eine mit nahrungsersetzenden Pillen, die wie gepresstes Stroh schmeckten. Dann kamen Shakes, dann Nur-Obst, dann wieder FDH …

Kurz, es bewahrheitete sich eins ums andere Mal, was man uns im Studium lehrte:

1. Man kann im Monat nicht mehr als drei Kilo wirklich abnehmen.

2. Es gibt immer einen JoJo-Effekt.

3. Nahrungsergänzung ist unnütz – rausgeschmissenes Geld und Teufelszeug.

Als Alternative bleibt nur eine „gesunde, kohlehydratbetonte und kalorienreduzierte Mischkost“.

Das gab ich in meiner Praxis so weiter – als dicker Arzt an dicke Patienten. Und genau dies sagt auch die Deutsche Gesellschaft für Ernährung bis heute. Mit Bomben-Erfolg. Denn die Deutschen werden immer fetter. Doch dann schlug es zweitausend – DREIZEHN …

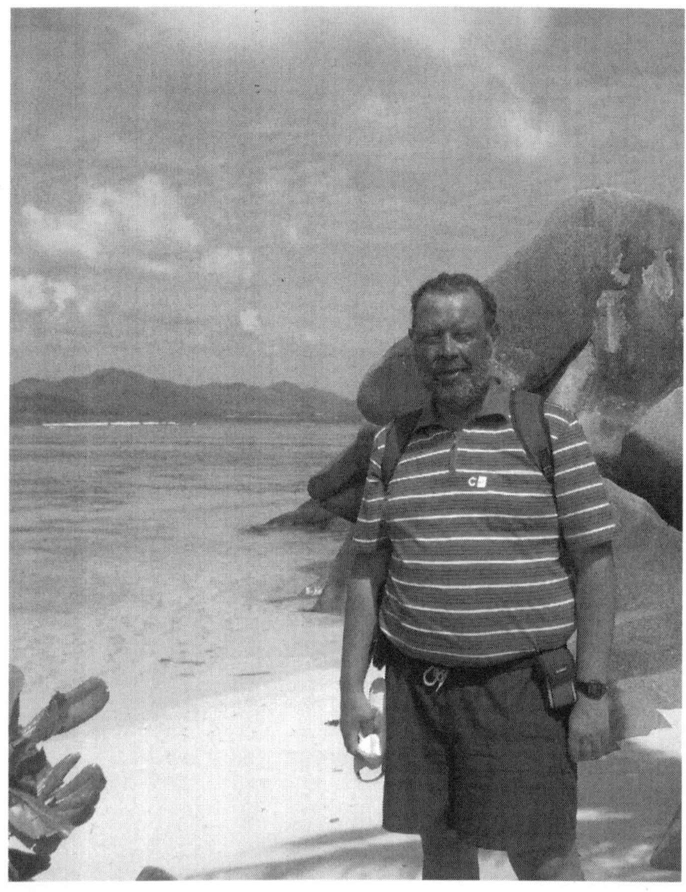

KAPITEL 3:
„Wunder gescheh'n …"

Meine Frau und ich kamen im Februar 2013 von einer Kreuzfahrt nach Asien zurück.

Das soll jetzt nicht überheblich klingen. Nahezu jeder kann heutzutage eine Kreuzfahrt machen. Sie kostet oft nicht mehr als ein Feriendomizil irgendwo an Land. Für uns jedoch ist so eine Schiffsreise eine sehr willkommene Form des Urlaubs geworden. Man wird von seinem schwimmenden Hotel jede Nacht an einen anderen schönen Ort dieser Welt gefahren, und man kann jeden Abend tanzen. Die Bands an Bord wissen noch, was ein langsamer Walzer oder ein Cha Cha Cha ist, und um gutes Essen braucht man sich auch keine Sorgen zu machen. Eher darüber, dass man es zu jeder Tages- und Nachtzeit hineinstopfen kann.

Auch dieses Mal sagte meine Frau etwas, was sie nach jeder Kreuzfahrt zu sagen pflegt: „Moppi, ich fühle mich so fett."

Kein Wunder, denn trotz des Tanzens bis in die Nacht erhalten einen dort auch herrliche Cocktails am Leben. Und tagsüber joggt man nun nicht unbedingt am Strand in den drei bis vier Stunden, die man hat. Da müsste man extra Sportklamotten mithaben, und wer soll denn so einen Koffer schleppen, und überhaupt darf man ja eh nur so und soviel Kilo an Gepäck mitnehmen …

Es lag aber auch noch an etwas anderem. Die Costa-Reederei vollbrachte nämlich bei dieser Asien-Reise ein Wunder. Obwohl wir auf einem Kontinent der exotischsten Früchte unterwegs waren, gab es an Bord nur abgelagerte Äpfel und Birnen. Sparen ist ja gut und schön. Aber so? Oder um es mit den Worten des ehemaligen Costa-Kapitäns Schettino zu sagen: „Wie tief wollen wir eigentlich noch sinken?"

Zum Glück hatten sie ein paar Zitronen an Bord, die man sich zum Fisch extra verlangen konnte. So blieb uns wenigstens der Skorbut erspart.

Also, meine Frau fühlte sich dick und unterbewegt. Ich auch, aber wir Männer machen deswegen kein Aufhebens. Das wird schon wieder. Erstmal'n Bier und drüber schlafen.

Ich kannte das schon von vorangegangenen Urlauben: Meine Frau macht jetzt ein paar Wochen Diät, nimmt auch zwei bis drei Kilo ab. Dann geht es nicht weiter, und sie wird wieder normal, und schwups – brät sie mir wieder die herrlichsten Schnitzel.

Doch dieses Mal kam alles anders. Meine Frau traf nämlich eine Nachbarin, die sie längere Zeit schon nicht mehr gesehen hatte. Diese Frau hatte binnen zwölf Wochen zehn Kilo abgenommen. Ohne zu hungern. Auf unsere Frage, wie ihr dies gelungen sei, antwortete sie: „Ganz einfach. Vier mal täglich essen und in der ersten Woche kein Sport!"

Nachdem wir diesen Witz ausreichend bewiehert hatten, sagte meine Frau: „Nein, nun mal im Ernst!"

„Es ist aber so," tönte unsere Nachbarin, schon ein bisschen beleidigt. Und dabei blieb sie.

„Das will ich auch!", rief meine Frau. „Egal, was es kostet!"

Keine zwei Wochen später, ein paar Tage nach ihrem Geburtstag, legte sie los, verweigerte unsere bisherige Nahrung und ließ mich mit einem randvollen Kühlschrank allein. Mich – ihren Moppi!

Nun sind wir Männer da völlig anders als die Frauen gestrickt. Egal, ob die Mädels ein neues technisches Gerät bekommen oder eine Diät beginnen, sie probieren es einfach aus und kommen damit auch zum Erfolg. Wir Männer dagegen suchen als allererstes die Gebrauchsanleitung zum Lesen. Gibt es keine, machen wir nix. Null Diät! Basta!

Auch bei den Diätabenteuern meiner Patientinnen fällt mir das immer wieder auf. Die Männer bleiben erst mal an der Seitenlinie und beobachten das Ganze misstrauisch. Schließlich haben sie das Fortbestehen der Spezies zu garantieren.

Überlebt die Alte – okay, dann versuchen sie es auch. Vielleicht. Nicht alle. Höchstens ein Drittel.

Die anderen sagen: „Lass mich mit diesem Mist in Ruhe. Morgen ist Fußball. Soll ich dann bei Wolle in der Kneipe etwa Wasser trinken? Wasser ist eklig. Darin treiben's die Fische!"

Natürlich redet man in unserem Haushalt nicht so. Aber auch ich blieb skeptisch. Das Programm hieß „CellReset" und kam aus Norwegen.

Man erzählte uns dazu folgende Geschichte: Ein medizinisch tätiger Professor übersetzte dort medizinische NASA-Dokumente ins Norwegische. Es ging um das schnelle Fitmachen von Kosmonauten mit Hilfe der Ernährung. Da der Professor selbst etwas übergewichtig und leider auch nicht sehr sportlich war, probierte er die Maßnahmen der NASA einfach mal im Selbstversuch aus.

Und siehe da, er nahm überraschend schnell ab. Allerdings fühlte er sich kraftlos und nicht sehr leistungsfähig. Er führte es auf die relativ einseitige Ernährung zurück und testete verschiedene Nahrungsergänzungsmittel, um die Defizite auszugleichen. Schließlich blieb er bei den Produkten eines großen Unternehmens stehen, das eine führende Rolle bei der Erforschung und Herstellung von Nahrungsergänzung für Sportler spielt. Da diese Produkte seine Begleitbeschwerden vollständig beseitigten und zudem höchsten Qualitätsansprüchen genügten, kombinierte er sie mit der Kostumstellung und erschuf ein sechzehnwöchiges Programm, das er „CellReset" nannte.

Ein passender Name, wie sich zeigte. Denn eigentlich wird hier der gesamte Stoffwechsel aktiviert, eine Art „innere Reinigung" erzeugt. Die Gewichtsabnahme bei Übergewichtigen gibt es sozusagen oben drauf.

KAPITEL 4:
Was verbirgt sich hinter „CellReset" (wörtlich „Zellwiederherstellung")?

Hier ein kurzer Überblick:

„CellReset“ gehört zu den „low carb“-Programmen. Das heißt, es werden wenig oder keine Kohlehydrate gegessen oder getrunken. Dabei geht es nicht nur um Zucker selbst (primäre Kohlehydrate), sondern auch um komplexe Kohlehydrate, wie Nudeln, Kartoffeln und Reis, bei denen der Zucker in gebundener Form, z.B. als Stärke, vorliegt. Auch Brot und Brötchen zählen dazu. Stattdessen isst man vor allem Eiweiß und gesunde Fette (Omega 3), aber auch Gemüse und ein wenig Obst. Jeglicher Zucker und auch Salz (!) sind verboten. Alle anderen Gewürze sind erlaubt. Es soll vier Mal täglich gegessen werden. Zu trinken gibt es Wasser und Tee. Kein Bier – für manche Männer eine Katastrophe!

Die Nahrungsaufnahme wird in weiße und grüne Tage eingeteilt. Die „weißen Tage“ sind reine Eiweiß-Tage. An den „grünen Tagen“ kommen Gemüse und eine Frucht dazu.

Das Programm dauert sechzehn Wochen und beginnt mit einer vierwöchigen „Entgiftungsphase“. Daran schließt sich eine dreimonatige „Stabilisierungsphase“ an. In beiden Phasen nimmt man ab.

Die ersten sieben Tage sind reine Eiweißtage („weiße Woche“). Hier findet die entscheidende Umstellung im Stoffwechsel statt. Diese ist so rasant, dass man sich auch mal schlapp fühlen kann und vereinzelt Kopfschmerzen auftreten. Deshalb soll hier starke sportliche Belastung gemieden werden.

Danach werden wöchentlich zwei weiße und fünf grüne Tage gemacht. Nun geht es mit der Kraft wieder aufwärts und mit dem Gewicht abwärts. Ist das Zielgewicht erreicht, wird zum Erhalten dessen eine dauerhafte Ernährung mit sechs grünen und einem weißen Tag empfohlen. Ein oder mehrere weitere weiße Tage werden als Ausgleichstage nach

Festen genutzt. Sport ist erwünscht und trägt zur Erhaltung des erreichten Gewichtes bei.

Eine Besonderheit des Programms besteht darin, dass die Ernährung durch Eiweiß und Gemüse ausschließlich mit frischen, natürlichen Lebensmitteln erfolgen soll. Das heißt, Eiweiß aus Eiern, Geflügel, Joghurt und Fisch (Tiefkühlprodukte erlaubt). Gemüse roh oder gekocht, nicht aus Fertigmischungen. Wie gesagt, kein Zucker, kein Salz. Kein Alkohol!

Man muss also jeden Tag kochen oder braten, lernt dabei aber ganz neu zu schmecken und zu genießen. Auch deshalb lohnt sich die Mühe.

Da die Gewichtsabnahme sehr schnell erfolgt und die Ernährung in den sechzehn Wochen relativ einseitig ist, wird in dem Programm eine Nahrungsergänzung empfohlen. Sie besteht früh und vormittags aus Vitamindrinks. Ab Mittag bis zur Nachtruhe werden Mineralstoffdrinks genommen. Dadurch sollen Defizite in der Versorgung ausgeglichen werden und die Arbeits- und Leistungsfähigkeit bleibt erhalten. Das Immunsystem und die Regeneration werden gefördert. Außerdem werden essenzielle Aminosäuren zugeführt, um einen übermäßigen Abbau der Muskulatur zu vermeiden. Es funktioniert aber auch ohne Nahrungsergänzung. Nur dann soll man gleich „grün-weiß“ beginnen, und es geht langsamer.

Ich hatte davon noch nie gehört. Aber was mit meiner Frau geschah, ließ mir den Atem stocken. Es widersprach allem, was ich bis dahin gelernt oder als Erfahrungen in meinem Beruf gesammelt hatte.

Sie nahm in den ersten vier Wochen fünf Kilo ab! Obwohl sie vier Mal täglich aß und keinen Sport trieb, wenn man mal von den zwei Stunden Tanztraining absieht. Tanzen gingen wir ja schon immer. Dabei hatte sie nie wesentlich an Gewicht verloren. Höchstens die Geduld mit mir („... der Mann ist immer der Trottel“).

Die Mahlzeiten bestanden wie gefordert aus Eiern, hellem Fleisch oder Fisch und einem selbsthergestellten Joghurt. Später kamen etwas Gemüse und eine Frucht pro Tag dazu.

Trotz dieser schnellen Gewichtsabnahme jedoch keine Spur von schlechter Laune oder einem Leistungsknick. Im Gegenteil, sie war fröhlich, wie aufgezogen und wälzte bereits Kataloge. Denn die ersten Sachen passten schon nicht mehr – zu groß.

'Das kann ja heiter werden!', dachte ich und aß weiter den Kühlschrank leer. Dass sie zu den Geburtstagen aber auch immer für ganze Völkerstämme einkaufte! Und einer musste sich ja um die armen Kohlehydrate kümmern.

Nach acht Wochen waren es zwölf Kilo weniger. Ich begann, mir Sorgen zu machen.

Dabei ging es ihr weiterhin gut. Keine Spur von schlapp. Eher quirlig.

War vielleicht etwas Verstecktes in dieser Nahrungsergänzung drin? Schließlich nahm sie mehrmals täglich Pülverchen aus verschiedenen Dosen ein und verrührte sie mit Wasser zu Drinks. Vielleicht Jod? Das steigert den Grundumsatz und fördert die Gewichtsabnahme in begrenztem Maße. Jeder Patient mit einer Schilddrüsenüberfunktion kann das bestätigen. Oder etwas anderes? Auf der Packung stand nichts dergleichen.

Ich nahm bei ihr Blut ab. Die Laborwerte waren nicht nur gut, sie waren hervorragend. Meine Frau war gesund und munter wie ein Fisch im Wasser.

Zwölfte Woche. Fast sechzehn Kilo weniger. Eine jubelnde Dünne und die ersten bestellten Sachen. Denn sie hatte inzwischen drei Kleidergrößen hinter sich gelassen. Keine hängende Bauchdecke. Das musste an den Aminosäurekapseln liegen, die zum Programm gehörten.

Schließlich 16. Woche und Ende des Programms. Meine Frau wog tatsächlich sechzehn Kilogramm weniger. Sechzehn Kilo in sechzehn Wochen – ein Wahnsinn! Eine glückliche Frau, die eine Figur wie mit Achtzehn wiederhatte. Auch wollte sie nicht mehr aufhören mit dieser Ernährung, fast zuckerfrei und vier Mal täglich. Weil ihr das bekam. Sie schlief besser, die Haut straffte sich, und die Haare wurden dichter.

Ich konnte es kaum glauben und fühlte mich nun an der Ehre gekitzelt. Sollte mir das auch gelingen? Oder lag es einfach nur an der enormen Willenskraft einer Frau? Frauen können Wasser trinken und wenig essen. Frauen sind stark!

Die Wissenschaft fordert: Ein Experiment muss wiederholbar sein, um etwas zu beweisen! Ein Einzelversuch kann Zufall sein, glückhafte Umstände können geholfen haben.

Was soll's? Ich hatte nichts zu verlieren außer ein paar Kilos. Wenn ich wirklich Leistungseinbußen hätte, könnte ich jederzeit abbrechen. Es war August, die vielen Geburtstage der „Herbstgezeugten“ waren fast alle vorbei, und das häufige Grillen hatte bei mir wie jedes Jahr sowieso zu einer extra „Küchenrolle“ geführt. Also los!

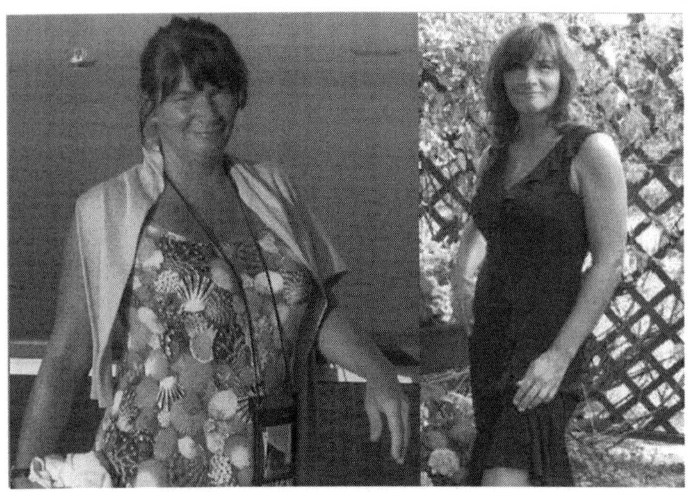

KAPITEL 5:
Des Doktor's Selbstversuch – Mein „Dürr-Buch"

Ich begann meine Kur am 17. August 2013.

Wie sich das für einen ordentlichen Forscher gehört, der in fremde Welten oder zur Antarktis reist, führte ich Tagebuch darüber. Ich nannte es „Mein Dürr-Buch".

Wenn ich es heute lese, bereitet es mir großes Vergnügen. Daran möchte ich Sie gerne teilhaben lassen. Hier einige Auszüge:

Die „weiße Woche" – Tag 0–7

Tag 0 – Donnerstag

Ich gebe zu, ich bin doch noch sehr skeptisch. Trotz des Erfolgs meiner Frau.

Man fragt sich, wie das funktionieren kann? Sind da etwa doch irgendwelche Hormone im Spiel? Die Blutuntersuchung bei ihr hatte nichts ergeben. Aber es widersprach so fundamental allem, was ich bisher zu wissen glaubte.

Warum von der NASA erfunden? Ich habe noch nie einen fetten Astronauten gesehen. Man stelle sich vor, wie sich Butz Aldrin vor seinem Weltraumspaziergang in den Raumanzug zwängt, und der passt auf einmal nicht mehr. Sein Kollege Armstrong schimpft: „Mensch, Butzi, jetzt hast du schon wieder zugenommen. Du musstest aber auch immer so in die Tuben reinleuchten! Ab sofort gibt's nur noch 'low carb', du Schwabbel!"

Und warum ausgerechnet von einem norwegischen Professor weiterentwickelt? Waren die bei der NASA zu blöde, die Sache zu Ende zu bringen? Wie kommt ein Norweger an NASA-Dokumente? Vielleicht musste der Mann aus Norwegen sein, damit man ihn nichts fragen kann? Wer spricht schon Norwegisch? Nur wegen Norwegen Norwegisch lernen???

Nun jedenfalls werde ich es probieren. Meine Frau drängelt schon. Sie kaut mir täglich ein Ohr ab (und wird davon trotzdem nicht wieder dick – beachtlich!).

Gestern fotografierte sie mich mit freiem Oberkörper (freiem Oberk… also, bei mir!). Von hinten!

Um Gottes Willen! Furchtbar! Man sieht sich ja im Spiegel sonst nur von vorn und macht sich da reflektorisch ein „Augentäuscher“-Abbild von sich. Ganz einfach, indem man den Bauch einzieht. Immer! Ungewollt! Erlaubt ist, was gefällt. Und mir gefiel dieser Klitschko dort im Spiegel immer sehr …

Aber ein Foto von hinten? Es deckt den Schwimmring gnadenlos auf. Da kannst du einziehen, was du willst, es hilft nix.

Merke: Möchtest du Leute vom Abnehmen überzeugen, fotografiere sie von hinten!

Nun bin ich also bereit. Dann lieber gleich beginnen, bevor die Grippewelle kommt und meine eigene Abwehr andere Sorgen hat als sich um die NASA zu kümmern.

Morgen früh geht es los.

IST: 1,78 m, 99 kg, BMI 31,5 ; Bauchumfang 116 cm .

ZIEL: 1,78 m, 85 kg Körpergewicht in sechzehn Wochen erreichen – Halten!

Tag 1 – Freitag: „Die weiße Woche“

Es ist später Nachmittag, und ich nehme gerade ab. Ich spüre es förmlich. Nur meine Waage nicht. Seit 14 Uhr habe ich mich schon drei Mal draufgestellt – nix. Gut, dachte ich, vielleicht ist sie zu grobkörnig. Also stellte ich mich auf die Briefwaage. Die war zu feinkörnig und sagte so was wie „kraaaatsch“. Jetzt ist sie extrem feinkörnig und liegt über den Teppich verteilt in der Gegend herum.

Vielleicht nehme ich aber auch an den falschen Stellen ab. Haben wir Männer überhaupt richtige Stellen?

Die Frauen wissen es bei sich genau: Bauch – Beine – Po. Aber niemals Busen!

Und bei uns Männern? Bauch kann ich noch unterschreiben. Aber Beine und Po sind sowieso kaum vorhanden. Eventuell das Gesicht?

„Mensch, Torsten, deine Unterlippe ist aber schlank geworden …“

Wenn Mann richtig dick ist, hat er vielleicht ein Kinn abzugeben, da doppelt vorrätig.

Auf jeden Fall aber keine Haare mehr verlieren! Macht keinen Sinn, die wiegen ja kaum was.

Ja, mehr haben wir aber nicht. Also bleibt nur der Bauch. Und der dauert …!

Ansonsten ging es mir heute nicht schlecht. Kaum Hunger, gegen 10.30 Uhr die ersten Konzentrationsstörungen, viel getrunken.

Wenn meine Frau weiter so gut für mich kocht, schmeckt mir auch drei Mal Huhn am Tag. Weiße Woche eben. Lediglich für meine Eier habe ich am Morgen selbst gesorgt. Alles kann man den Frauen eben doch nicht überlassen …

Wenn es so weitergeht, brauche ich zumindest nicht zu verhungern.

Mal sehen, wie die erste Nacht wird …

Tag 2 – Samstag

Die Nacht war schlecht, wenn es ums Schlafen geht und gut, wenn man auf Pinkeln steht. Fünf Mal oder sechs?

Jetzt weiß ich, wie es meinen achtzigjährigen Prostatikern geht. Nur dass bei denen dann zu allem Unglück immer nur ein Rinnsaal kommt, welches sie sich auch noch abpressen müssen, während bei mir ein sprudelnder Fluss rauscht. Der Körper macht eben, *was er will*, wenn er kein *Wass-er will*.

Ansonsten lief der Tag nicht schlecht. Man hat einfach keinen Hunger bei vier Mahlzeiten, obwohl die Menge höchstens ein Drittel meiner sonstigen Nahrungskette ausmacht (Nahrungskette = Kettenförmiges Hineinschaufeln von Essen).

Dafür lernte ich, dass der Rat „No Sport“ berechtigt war. Nach dem Rasenmähen von nur ein paar Quadratmetern fühlte ich mich wie ein unterm Stuhl klebender Kaugummi. Nur feuchter. Aber ein Drink und eine Dusche wirkten Wunder.

Werde zum Abschluss des Tages eine Folge „Traumschiff“ gucken. Fortbildung für den Winter. Denn da geht’s wieder rauf auf so einen Kahn. Zum Härtetest, nach der Wahnsinns-Gewichtsreduktion jetzt.

Ja, ja, von einem Traumschiff ist noch nie jemand leichter wieder heruntergekommen als er hinaufgegangen ist. Deshalb merken wir uns: Einschiffen führt zu Übergewicht! Womit wir beinahe wieder bei der vergangenen Nacht wären …

Tag 3 – Sonntag

Nun haben wir schon den dritten Tag, und ich habe mich heute früh gewogen. Was soll ich sagen? Zwei Kilo weniger. Auf der grobkörnigen Waage.

Alles sicher nur Wasser, nach zwei derart „bewegten Nächten". Vielleicht sollte ich ja mal die Wasser-Waage benutzen, ha ha? Jetzt, wo's die Briefwaage nicht mehr gibt?

Dafür war heute der erste Tag ohne Kopfschmerzen. Möglicherweise lag's an dem Morgenspaziergang gleich nach der üblichen Frühstücks-Eierei.

Vielleicht lag es aber auch an den dieses Mal gebratenen Hühnerschenkeln? Die waren relativ fettreich, gemäß dem alten Ritterspruch: „Sind die Hühnerbeine fettig, drückt der Helm nicht auf den Rettich!" Oder so ähnlich.

Natürlich hatte ich sofort ein schlechtes Gewissen nach dem Genuss. Aber es heißt ja „Weiße Woche" und nicht „Fettarme Woche". Und die Schenkel meiner Frau sind ein Gedicht!

Was mir gestern noch aufgefallen ist: Es ist ein ziemlich blödes Gefühl, durch den Supermarkt zu latschen und nichts zu brauchen außer etwas Fisch und ein paar Hühnerbusen.

Heute Nachmittag haben wir mit meiner Frau „Nachher-Bilder" gemacht. Also bei ihr!

Sie ist schon NACHHER und viele Kilo leichter als vorher. Wenn wir dafür über vier Stunden gebraucht haben, dann lag das daran, dass ich sie im Sucher der Kamera einfach nicht gefunden habe.

Bin jetzt mal gespannt, wie es mir morgen nach dem gearbeiteten Montag geht. Der vierte Tag soll der schlimmste sein. Bis jetzt war's jedenfalls gar nicht so schlecht! Mann, hab ich keinen Hunger …!

Tag 4 und 5 – Montag und Dienstag

Gestern bin ich tatsächlich nicht mehr zum Schreiben gekommen.

Der Grund: Mein Kopf fiel vor Müdigkeit auf die Tastatur.

Kein Wunder, denn weiterhin spiele ich jede Nacht „Schiffe versenken". Erst gegen Zwei hatte der Körper dann irgendwie alles in die Freiheit entlassen, was ihn störte, und ich fand etwas Ruhe. Allerdings scheint die Häufigkeit des Phänomens seit heute zurückzugehen. Dementsprechend ging die Arbeit voran. Denn ich wollte „low carb" ja unter Alltagsbedingungen testen. Diese Woche sogar „No carb".

Abgesehen davon, dass ich den Schredder mit dreimal so viel verschriebenen Formularen versorgte, ging das aber ganz gut. Man ist eben Profi und muss spätestens nach jedem dritten Patienten trinken. Wenn es nicht Früchtetee wäre und die Polizei mich in dieser Situation pusten ließe, hätte ich bestimmt 3,5 Kamille.

Erstaunlich ist, wie mich die Patienten mustern. Man scheint also doch schon was zu sehen, obwohl ich es nicht so richtig glauben kann. Nach vier bis fünf Tagen?? Aber ich steige wirklich erst nach den ersten sieben Tagen wieder auf die Waage. Ein Mann kann warten.

Tag 6 – Mittwoch

Nach einer deutlich besser geschlafenen Nacht mit nur zwei „Außeneinsätzen" fühle ich mich heute erholter. Dementsprechend flutschte die Sprechstunde.

Eigentlich wäre heute Tanztraining. Aber erstens habe ich Sportverbot (ja, Tanzen ist Sport!) und zweitens Nachtschicht. Das wird die nächste Bewährungsprobe fürs Programm. „Schlank im Schlaf" gibt's ja schon, aber „Schlank im Dienst" – mal sehen.

Zum Schluss muss ich noch ein Geständnis loswerden: Ich war heute doch auf der Waage …

Na und? Wer bin ich denn? Ein Mann kann auf seine gottverdammte Waage steigen, wann immer er das will!

4 (VIER) Kilo!!! In nur fünf Tagen 4 (VIER) Kilo!!! Gibt's denn so was? Kein Wunder, dass ich ständig meine Hosen zu verlieren glaube und alle meine Gürtel auf dem vorletzten Loch pfeifen. Jubel! – und weitermachen! Das wäre ja gelacht!

Tag 7 – Donnerstag

Die erste Woche ist überstanden. Die reine Eiweißwoche. Na ja, und so schlimm war's gar nicht. Gewogen wird erst morgen früh, gewissermaßen vor Beginn der zweiten Woche, da Männer dies am besten früh tun. Dann sind sie am leichtesten. Warum auch immer.

Was kann man nun zusammenfassend sagen über diese ersten sieben Tage?

Die Gewichtsabnahme ging sehr schnell voran und dürfte zwischen vier und fünf Kilo liegen. Das macht stolz und glücklich, ist aber auch etwas unheimlich. In der Fachliteratur wird so etwas immer für unmöglich erklärt.

Ich hatte nie Hunger, denn es wurde vier Mal am Tag gegessen. Auch kein unstillbares Verlangen auf irgendwas Süßes oder Herzhaftes. Selbst als sich irgendwelche Fresssäcke an einer Dönerbude vor meinen Augen den Wanst vollschaufelten. Benenne Donnerstag in „Dönerstag" um.

Vielleicht kommt das aber auch, weil Zucker und Salz komplett fehlen. Diese beiden Stoffe scheinen den Appetit wesentlich mehr zu fördern, als ich es für möglich hielt. Ich habe sie übrigens keineswegs vermisst. Pfeffer und Kräuter reichten völlig aus, um das Essen zum Genuss zu machen Danke Frau! Danke Kräuterregal!

Von den Nebenwirkungen her plagten mich nur an den ersten zwei Tagen Kopfschmerzen. Sie verschwanden aber prompt nach einer Kopfschmerztablette. Meine Frau hatte diese Beschwerden dagegen nicht.

Mein größtes Problem war die Müdigkeit. Das kann einerseits am Schlafdefizit gelegen haben, da die Nächte in den ersten fünf Tagen „Wandertage“ waren, und zwar auf die Toilette. Dann wurde es besser, aber zwei Mal pro Nacht singe ich immer noch „Wenn alle Brünnlein flie-ie-ßen …“

Andererseits entsteht das Müdesein vielleicht auch durch die Gewichtsabnahme selbst. Denn der Körper frisst sich gewissermaßen selbst auf, schmilzt Fett ein, scheidet Wasser aus und was weiß ich noch alles.

Man hat jedenfalls leichte Konzentrationsstörungen, und das Kurzzeitgedächtnis versagt manchmal. Zum einen Ohr rein, zum anderen raus. Zum Glück bin ich Hausarzt und kein Chirurg. Denn wenn das falsche Bein ab ist, ist es ab. Bei mir dagegen fehlte höchstens mal ein Rezept, das ich eigentlich drucken wollte. Oder ich vergaß eine Überweisung. So was lässt sich aber ausbügeln. Mehrere to-do-Listen und eine freundlich grinsende Arzthelferin machten das wett.

Den Nachtdienst und die prompte Sprechstunde am nächsten Tag steckte ich erstaunlich gut weg. Nur heute vergesse ich manchmal, was ich alles noch aufschreiben wollte.

Bilanz Ende der ersten Woche:

94,5 kg (–4,5 kg) , Bauchumfang 112 cm (–4 cm = 2 Gürtellöcher), BMI 30,0

Woche Zwei: Tag 8–14

Tag 8 – Freitag

Es ist erstaunlich, ab dem heutigen Tag fühle ich mich lebendiger und leistungsfähiger. Liegt es am ersten „grünen Tag“ meiner Kur, an der einen Frucht und am Gemüse? Oder ist mein Körper jetzt umgestimmt? Moment.

„Körper, bist du umgestimmt?“

„Ja-ha-ha“.

Er hat „Ja“ gesagt. Also ist er wohl umgestimmt.

Tag 9 und 10 – Samstag und Sonntag

Diese beiden Tage ziehe ich wieder zusammen, denn es ist Wochenende.

Vergangene Nacht hatte ich wieder das Gefühl, als wäre ich der Vereinigung der Binnenschiffer beigetreten: Binnen einer Nacht vier bis fünf Mal schiffen … Das schlaucht schon etwas.

Gestern waren wir tanzen. Das bereitete körperlich keine Probleme. Beim langsamen Walzer sowieso nicht, aber selbst den schnellen Jive haben wir durchgezogen. Sport geht also.

Bisher geht es mir wie Berlin – mir bekommt die „Grüne Woche" gut.

Endlich wieder Tomaten essen – und die sind gerade reif! Man braucht sich im Garten nur noch unter den Strauch zu legen, den Mund aufmachen und warten, bis eine reinfällt. Wenn man aber nicht aufpasst und ungenau liegt, hat man Tomaten auf den Augen. Da mir Sport jetzt nicht mehr verboten ist, habe ich sie aktiv gepflückt. Köstlich.

Am Sonntagnachmittag ist übrigens der Sündenfall eingetreten.

Zuerst waren wir bei Mutter zu Gast. Eigentlich hatten wir nur um Äpfel gebeten, aber es gab Eierschecke und Mohnkuchen. Die Qualität der Backwaren ließ kein Nein zu, und so ward die Diät mit je einem Stück gebrochen. Schimpf und Schande auf's Haupt (aber unglaubliche Freude am Gaumen!).

Später noch der Besuch auf einem 75. Geburtstag. Dem Abendessen konnten wir durch Flucht entgehen, nicht aber den wundervollen Fischsemmeln. Der Jubilar hatte die Heringe selbst geangelt – aus einem Glas, als sie schon ganz sauer waren …

Da musste ich einfach zulangen, um weder den einen noch die anderen zu verärgern.

Drei köstliche Brötchenhälften wechselten auf diese Art den Besitzer, also von meinem Onkel in mich. Nun versuche ich, das schlechte Gewissen durch Weglassen der vierten Mahlzeit zu vertreiben. Ab morgen herrschen wieder Disziplin und Ordnung. Schließlich will ich mein Ziel erreichen und danach auf einer Woge des Glücks schwimmen, leicht wie ein gefaltetes Papierschiffchen. Habe das schon mal mit einer herausgerissenen Seite aus dem „Ärzteblatt" durchgespielt …

Tag 11 – Montag

Heute war ein ruhiger Montag. Nach einer besser geschlafenen Nacht weckte mich früh des Nachbars Hahn. Ich überlegte noch im Bett, warum der immer das Gleiche brüllt: „Kikeriki!“ Dann kam ich drauf: Weil er’s auswendig kann.

Seit heute habe ich wieder das Gefühl, dass das Abnehmen wieder Fahrt aufnimmt. Habe mich aber nicht gewogen, oh nein. Dieses Mal wird’s eine richtig positive Überraschung am Freitag früh. Hoffentlich.

Tag 14 – Donnerstag

Der Donnerstag ist immer der letzte Tag meiner Diätwoche. Gewogen und gemessen wird dagegen Freitag früh, vor Beginn des nächsten Abschnitts.

Die Gewichtsabnahme verlangsamte sich diese Woche. Alles andere wäre auch unheimlich gewesen. Es war eine fünftägige Grüne Woche mit zwei weißen Tagen am Schluss. Aber am Gemüse kann’s nicht gelegen haben. Eher daran, dass das Wasser raus ist aus dem Körper und es wirklich an das Fettgewebe geht.

Vielleicht liegt es auch daran, dass ich seit dieser Diät keine Rückenschmerzen mehr habe. Und der Schlaf hat sich extrem verbessert. Eine wunderbare Schlaftiefe hat sich eingestellt. Selbst nach dem inzwischen nur noch einmaligen Kommen des Abwassersensors in meinem Body (!) kann ich sofort wieder tief und gut schlafen. Ein Genuss! Entweder liegt’s am immer weniger drückenden Bauch, sodass die Sauerstoffzufuhr nachts besser ist. Oder es sind wirklich die Kohlehydrate, die den Schlaf stören – weniger durch Magen-Darm-Belastung, eher durch Aktivierung des Gehirns zur Unzeit (wie wir Ärzte sagen würden).

Ein Problem ist der träge Stuhlgang. Der Körper hält fest, was er hat. Wie bei meinen älteren Damen. Was sagte neulich eine Patientin: „Ach, Herr Doktor, an meinem Stuhlgang habe ich schwer zu kauen …“

Hier scheint mehr Bewegung zu helfen, ebenso die Steigerung der Trinkmenge. Und Flohsamen! Ich höre die Flöhe noch dabei husten … Insgesamt hat sich aber die Leistungsfähigkeit sehr verbessert, ebenso das Wohlbefinden, und man hat nach wie vor keinen Hunger und keine Gelüste aufs Naschen. Genial!

Bilanz Ende der zweiten Woche:

Größe: 1,78 m, Gewicht 93 kg (–1 kg zur Vorwoche/ – 6 kg insgesamt) , Bauchumfang 110 cm (–2 cm/ –6 cm), BMI 29,8.

Woche 3: Tag 20 – Donnerstag

Wieder ist Donnerstag und Zeit für die Bilanz der dritten Woche. Das Wunder der Gewichtsabnahme geht weiter, langsamer als am Anfang, aber stetig.

Das Befinden ist noch besser geworden. Keine Euphorie, wie man es von Fastenden hört. Aber: „Mut, Tatendrang und Zuversicht – das ist des Schiffers Uferlicht."

Denn das nächtliche Wasserlassen hat sich auf zwei Mal pro Nacht eingependelt. Das wird kompensiert, weil sich die Schlaftiefe verbesserte. Sowie man wieder ins Bette steigt, schläft man auch gleich ein. Da kann man unterm Strich eigentlich froh sein, dass der Aufwachreflex der Blase so gut funktioniert. Sonst würde unser Haus ja glatt zum Hotel „Inkontinental" werden.

Auch der Stuhlgang ist besser. Jeden dritten Tag zwar nur, aber ohne große Mühe und ohne Bauchschmerzen.

So langsam muss ich mich wohl nach neuen Klamotten umsehen. Sechseinhalb Kilo in drei Wochen, das merkt man schon. Allerdings ist der morgendliche Blick in den Spiegel noch immer nicht die blanke Freude. Denn scheinbar ist der Bauch so ziemlich das Letzte, wo Fett eingeschmolzen wird. Oder täuscht das? Vielleicht nimmt man nur gleichmäßiger ab. Heute hie ein paar Polsterchen, morgen da … Immer rundherum um die Litfass-Säule. Beim Anfressen der Kilos war der Körper nicht so wählerisch.

Bilanz Ende der dritten Woche: Größe 178 cm; Gewicht: 92,5 kg, BMI 29,2; Bauchumfang nicht gemessen.

Woche 4: Bilanz 28. Tag

Größe 178 cm; Gewicht: 92 kg, BMI 29,0; Bauchumfang nicht mehr messbar (ein Scherz ...)

Am Ende der vierten Woche hatte ich tatsächlich sieben Kilo abgenommen. Sieben Kilo! Ohne zu hungern. Bei voller Arbeitsleistung. Nicht zu fassen.

Der Schlaf hat sich weiter verbessert trotz nächtlichen Wasserlassens. Phil Collins Song „Night shift“ bekam für mich eine völlig neue Bedeutung.

Meine Frau sagt, ich schnarche nicht mehr. Meines Wissens habe ich nie geschnarcht. Ich hätte es doch hören müssen.

Das Spiegelbild ist jetzt netter zu mir. Kein Wunder. Der Spiegel braucht ja weniger zu spiegeln. Ich bin auch fröhlicher, wenn ich mal nicht so viele Patienten habe.

8. Woche: Elf Kilo. Wohlbefinden. Das Leben kann so leicht sein! Die Hosen rutschen! Ich mache mir neue Löcher in die Gürtel. Neugierige Blicke von allen Seiten. Die Patienten fangen an zu tuscheln.

12. Woche: Vierzehn Kilo. Es geht mir gut. Der Schneiderin meines Vertrauens, die meine Anzüge abnäht, glühen die Nadeln durch. Aus der neugierigen Aufmerksamkeit meiner Patienten werden besorgte Blicke. Die ersten sehen sich nach einem anderen Hausarzt um.

Wenn einer, der zwanzig Jahre vollschlank und gemütlich war, in derart kurzer Zeit so abnimmt, kann etwas nicht stimmen. Eine langjährige Patientin verriet mir unter der Hand, was die Leute auf der Straße reden: „Der Doktor hat Krebs. Schau doch, wie der aussieht! Der macht's nicht mehr lange. Und spielt hier noch den Fröhlichen. Rette sich, wer kann ...“

Dabei hätten sie doch einfach nur mal zu fragen brauchen.

978. Arbeitstagung der WHO
Tagesordnung:
Zucker gilt,
aus gutem Grund,
heute nicht mehr
als gesund!
Pedw

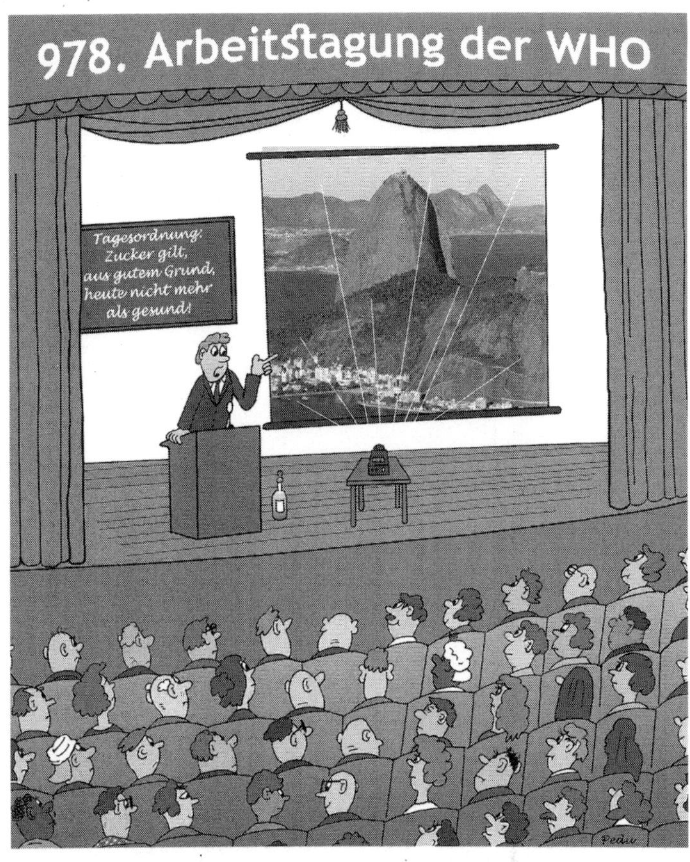

„… beginnen wir mit einer spektakulären Aktion, der Abtragung des Zuckerhutes!“

16. Woche: Sechzehn Kilo. Ich ziehe gleich mit meiner Frau. Von 99 kg auf 83 kg, drei Kleidergrößen weniger – jetzt ist es genug. Mein Ziel waren 85 Kilogramm gewesen, und das ist mehr als erreicht. Außerdem tauchte vor Kurzem eine Studie auf, die ergab, dass man mit einem minimalen Übergewicht (BMI um 26 bis 27) die besten Chancen hat, uralt zu werden. Sogar bessere als die Normal- oder Untergewichtigen. Habe ich doch immer gesagt. Eine kleine Reserve braucht der Körper. Natürlich titelte eine große Zeitung mit einem B wie Blöd im Namen gleich: „Dicke leben länger!" So ein Schmarrn …

Ich stehe nun täglich staunend vor dem Spiegel. Das, was mir nicht mehr möglich erschien, ist wahr geworden. Ich sehe aus wie ein Pennäler. Spitzbübisch! Unglaublich!

Meinen Selbstversuch kann ich folgendermaßen zusammenfassen:

Punkt Eins dessen, was ich gelernt und zu wissen geglaubt hatte, ist falsch. Man kann pro Monat wesentlich mehr abnehmen als drei bis vier Kilo. Auf die Methode kommt es an.

Zweitens: Nahrungsergänzung ist kein Quatsch. Sie erleichtert dem Körper die enorme Umstellung von der lebenslang gewohnten kohlehydratbetonten Kost zur reinen Eiweißkost. Vor allem in der ersten Woche.

Hat der Körper den Stoffwechsel auf Gluconeogenese umgeschaltet, d.h. die Energiegewinnung erfolgt intern aus Eiweiß und Fett anstatt aus Zucker, ist die Nahrungsergänzung sinnvoll für die weitere Diät. Bei mir insbesondere durch die Stärkung der Immunabwehr. Denn im Herbst ist Grippezeit, und mein Sprechzimmer nicht gerade groß. Ich wurde einfach nicht krank! Selbst nicht bei jugendlichen „Beweisschniefern", die gewöhnlich extra spritzig herumrotzen, um die Dauer der Krankschreibung in eine für sie günstige Richtung zu lenken.

Drittens: Was den JoJo – Effekt angeht, wird man sehen. Ich ernähre mich auf Dauer weiter „low carb“. So viel steht fest. Es bekommt mir, dieses Leben ohne Kohlehydrate. Sagt mein Spiegel jetzt auch, sogar von hinten …

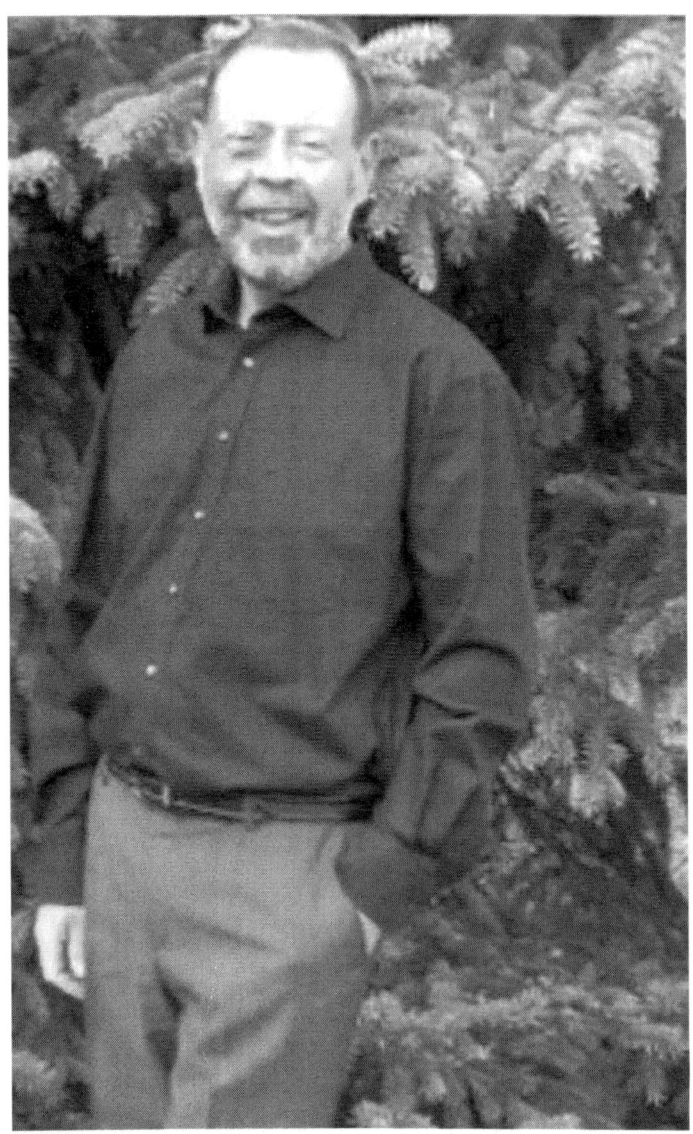

KAPITEL 6:
Wie und warum wirkte das alles?

Nach dem Staunen kommt das Wissenwollen.

Wie kann so eine Ernährungsumstellung, dieser weitgehende Verzicht auf Zucker und Salz, eine derart gewaltige und schnelle Gewichtsabnahme auslösen? Was sind die Mechanismen? Funktioniert das immer? Bei allen Menschen, also auch bei meinen chronisch kranken Patienten?

Antworten darauf fand ich bei einem deutschen Professor namens Nikolai Worm. Der hatte ein Buch mit dem makabren Titel „Menschenstopfleber" geschrieben. Ich kannte diesen Professor Worm bereits als Erfinder der LOGI-Pyramide, eines Ernährungsratgebers in Pyramiden-Form. Für mich bis dahin einer von vielen.

Nun las ich dieses Buch zum Thema Fettleber und ihre fatalen Konsequenzen. Las es durch und fing gleich noch mal von vorne an. Nie hat mich ein medizinisches Fach- und Sachbuch mehr beeindruckt. Es beantwortete so viele meiner Fragen, untermauert durch Studienergebnisse aus aller Welt.

Dann las ich das Hauptwerk von Professor Lustig „Pur, weiß, tödlich" und alle Bücher von Dr. Strunz, von H. U. Grimm und auch sonst alles zum Thema „low carb", was mir in die Hände fiel.

Ich studierte aber auch die Meinungen vieler anderer Autoren, die dem Fett in der Nahrung die Schuld gaben, dem Gluten oder der Blutgruppe, oder die Trennkost bevorzugen. Abnehmen kann man auf mehreren Wegen. Aber soo viel? In so kurzer Zeit? Ohne zu hungern?

Wie und warum wirken „low carb"-Programme wie „CellReset"? Warum ist sie so gut?

Fett macht nicht automatisch fett! Die Kohlehydrate sind das Problem!

Fast alle fertig hergestellten Lebensmittel und Softgetränke enthalten Zucker. Oft getarnt als Fruktose (Fruchtzucker), Maltose (Malzzucker), Glucose-Fruktose-Sirup, Maltodextrin, usw.

Das bedeutet: Die Menschen essen und trinken permanent zu viel Zucker – sie leben tatsächlich in einer „giftigen Umgebung". Denn der Zucker ist im Blutkreislauf giftig!

Deshalb wird er vom „Schlüssel-Hormon" Insulin ganz schnell aus dem Blut in die Zellen geschafft, wo er Energie spendet. Zu viel Zucker jedoch wird in der Leber als Vorratsfett gespeichert – ein uralter Mechanismus aus der Steinzeit. In Zeiten von Hungersnot wurde dann dieser Fettspeicher wieder in Zucker zurückverwandelt, denn die Zellen brauchen Zucker als Energiespender (Gluconeogenese).

Gott sei Dank gibt es heute in Mitteleuropa keine Hungersnot mehr. Trotzdem bleibt dieser uralte Mechanismus in Gang, und die Leber wandelt weiter das Zuviel an Zucker in Fett um. Sie wird nach und nach zur Fettleber. Innen ist sie vollgestopft mit aufgedunsenen Fettzellen, außen herum hat sie einen beachtlichen Fettrand.

Im Endeffekt können sich die Fettzellen in der geschundenen Leber sogar entzünden. Deshalb schickt sie das Fett per LDL-Cholesterin („schlechtes Cholesterin") raus in den Blutkreislauf. Oder sie verteilt es im gesamten Körper, unter die Bauchwand (viszerales Fett), in die Muskeln, um die inneren Organe herum, sogar in die Lunge und die Knochen.

Dadurch jedoch kommt das Insulin nicht mehr an die Zellen heran, um den Zucker aus dem Blut dort hineinzuschleusen. Es entsteht eine Insulin-Unempfindlichkeit (Insulinresistenz). Die Bauchspeicheldrüse stellt nun immer mehr Insulin her, um den Zucker doch noch aus der Blutbahn in die Zellen zu bekommen. Eine dauerhafte Massenproduktion von Insulin beginnt.

Ständig höhere Zuckeraufnahme und Insulinbedarf schaukeln sich hoch.

Schließlich ist die Bauchspeicheldrüse erschöpft wie ein schwitzender Marathonläufer. Sie kann nicht mehr genug Insulin bereitstellen. Es entsteht ein Diabetes mellitus („Alterszucker"), und ein Stoffwechsel-Entgleisungssyndrom (Bluthochdruck, Cholesterinerhöhung, Fettsucht, Gicht).

Hier nun greift unser „low carb"-Programm an:

Durch eine nahezu kohlehydratfreie Kost wird der Körper gezwungen, seine Fettreserven mit Hilfe von Eiweiß in Zucker zurückzuverwandeln, um das Gehirn und die Organe mit Energie zu versorgen. Überall schmelzen die Fettdepots wie Eis in der Sonne.

Deshalb nimmt man auch so rapide ab. Alle Organe werden wieder sensibel auf das Schlüsselhormon Insulin. Die Bauchspeicheldrüse wird entlastet.

70 bis 80 % der Leberverfettung können in diesen ersten vier Wochen abgebaut werden.

Ernährt man sich weiter so, kommt es allmählich zur Stabilisierung. Man nimmt entweder nur noch gering ab oder festigt den erreichten Zustand. Durch den gezielten Einsatz von Steuerungstagen (reine Eiweißtage) verhindert man den JoJo-Effekt und gleicht Feiertage und Feste aus. Denn ab und zu feiern, das muss sein! Schon, um sich auch mit anderen am neuen Leben zu erfreuen.

Außerdem ist diese bedeutende Ernährungsumstellung auch eine Lernphase. Denn es empfiehlt sich, diese „low carb"-Ernährung ein Leben lang weiterzuführen. Damit uns ein Zuviel an Zucker nie wieder krank machen kann.

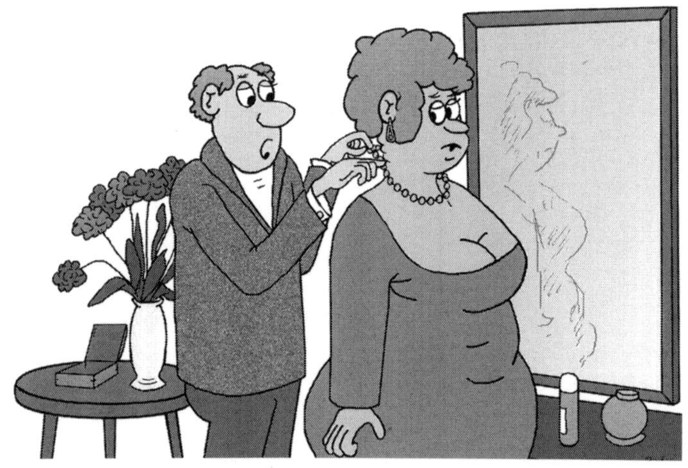

„Der Verkäuferin passte die Kette dreimal um den Hals!"

KAPITEL 7:
Und siehe da, sie kamen und fragten

Nachdem ich nun derart verdünnt in meiner Praxis herumsprang und gar nicht daran dachte, abzukratzen, kamen doch die ersten Patienten auf mich zu und fragten besorgt: „Doktor, was ist mit Ihnen passiert? Wo ist Ihr Bauch hin? Man sieht Sie ja kaum noch! Man denkt, da hängt ein Stethoskop in der Luft ..."

Immer mehr wollten es ausprobieren, dieses komische Leben ohne Kohlehydrate, ohne Brötchen, ohne Nudeln, ohne Cola und Bier. Natürlich anfangs fast nur Frauen, siehe oben. Schließlich hatte ich fast siebzig Patienten zusammen, die ich mit Laborwerten vorher und nachher dokumentieren konnte. So entstand eine eigene kleine Studie mit 69 Patienten, und ich musste lernen, dass EXEL kein Haustier ist, sondern ein Rechenprogramm.

Da diese „Diätisten" im Durchschnitt weit über fünfzig waren, hatten sie häufig auch schon die eine oder die andere „Volkskrankheit" abgegriffen und nahmen dementsprechend Medikamente ein. So war das Blutbild vorher auch Bedingung zum Mitmachen.

Als sie allerdings so etwas wie „kein Salz", „keine Pizza", „kein Pils" hörten, bereuten einige ihren Mut. Aber nun war's zu spät. Und sie hielten auch meistens durch. Insbesondere, weil alle fast sofort tolle Ergebnisse hatten. Im Durchschnitt 6,3 Kilo nahmen sie in den ersten vier Wochen ab. Nach sechzehn Wochen 10,4 Kilo. Das entspricht bei 69 Patienten einer Fettmenge von 516 kg!

Das heißt, wir haben gut eine halbe Tonne Fett entsorgt! Man stelle sich das mal als Wand vor, die aus handelsüblichen Zuckerpäckchen besteht. Ein Kilo Zucker pro Päckchen, also pro Mauerstein – da haben wir ordentlich was eingerissen. Und wirklich alle haben abgenommen. Die smarte Lehrerin, die es eher aus „lifestyle-Gründen" tat, etwas weniger. Der korpulente Landwirt, der vor Fett nicht mehr über seinen

Acker schreiten konnte, deutlich mehr. Keine Therapieversager und alle stolz wie Bolle.

Auch die Laborwerte gaben das wieder. Die Menschen lieben ja ihre „Weeerte". Das ist etwas Handfestes, dafür haben sie geblutet und gelitten. Die können sie eintragen und vergleichen, auf Geburtstagen herumzeigen oder in der untersten Schublade verstecken. Zumindest die Leberwerte nach einer Fußball-WM.

Hier die wichtigsten Ergebnisse im Durchschnitt nach sechzehn Wochen:

Cholesterin	–17,7 %
Trigyceride	–32,9 %
Gamma-GT	–47,4 %
Harnsäure	–4,8 %
HBA1c	–9,7 %

Diese Werte brauchte keiner zu verstecken. Selbst mich haben einige davon überrascht. Dass die Triglyceride (ein Blutfettbestandteil) und die „Gamma-GT" (ein Leberwert) als die „Essen-und-trinken-Werte" stark absinken, war vorherzusehen. Aber dass auch eine deutliche Cholesterinsenkung auftritt, und zwar auf Grund des Rückganges des LDL-Cholesterins, bei einer Kost, die ausdrücklich Fett erlaubt und nur auf Zucker verzichtet, das hatte ich so nicht erwartet.

Und noch etwas verblüffte mich. Bei über 40 % derjenigen, die Blutdrucktabletten einnahmen, konnte ich diese in den ersten Wochen schon reduzieren. Bei einem Drittel schließlich sogar ganz absetzen. Der hohe Blutdruck war mit der Gewichtsabnahme einfach verschwunden. Ähnliches sah ich bei Diabetikern, die auf Tabletten eingestellt waren, nur, dass es nicht ganz so viele waren. Bei denen, die Insulin spritzten, konnten wir zumindest die Insulinmenge und die Spritzhäufigkeit deutlich reduzieren. Kein Wunder bei einem „low carb"-Programm. Aber in dem Ausmaß eigentlich doch ein Wunder.

Auch wusste ich bis dahin nicht, wie sehr so eine Tabletteneinnahme, ein- oder mehrmals am Tag, die Menschen in ihrem Selbstwertgefühl beeinträchtigt. Jetzt waren sie den Medikamentensalat ganz oder wenigstens teilweise los. Ein tolles Gefühl von mehr Gesundheit! Und Motivation, weiterzumachen, dranzubleiben.

Für mich war das eigentlich die größte Überraschung und Freude des Experiments „low carb". Als Hausarzt bestand mein Job so viele Jahre darin, den Leuten immer mehr Pillen aufzuschreiben. Anders schien es nicht zu gehen. Weil keiner wirklich deutlich Gewicht verlor.

Und sie wurden immer mehr und immer schlechter, diese „Volkskrankheiten" wie Bluthochdruck, Gicht oder Diabetes. Unsere Ernährungsindustrie tut ja auch alles dafür. Auch die Pharmafirmen, die Politiker und nicht zuletzt die Krankenkassen mit ihrer Riesenbürokratie. Es bekommt ihnen allen so gut, die Krankheiten schön zu verwalten, anstatt sie zu heilen. Es sichert Profit und Arbeitsplätze.

Und jetzt soll es plötzlich möglich sein, an die Wurzel dieser Volkskrankheiten zu gelangen? Nur durch die Umstellung der Ernährung? Nur durch das Weglassen von Zucker? So einfach geht das?

„Teufelszeug", sagen sinngemäß die Autoren der Machwerkes „Die Zuckerlüge". Ein offensichtlich von der Zuckerindustrie gesponsertes Buch. Zucker mache doch glücklich. Dass er Fettsucht erzeuge, sei überhaupt nicht bewiesen. Er sei keinesfalls für Diabetes verantwortlich, ja nicht einmal für Karies! Dreister geht's nicht!

Meine Ergebnisse sprechen eine andere Sprache. Und es gibt viele Kollegen, die staunen. „Der Vogel macht die Leute dünn …" – Falsch. Das müssen die Patienten schon selber tun. Aber jetzt wissen sie, wie's geht.

„Und jetzt setzt er auch noch die so lebenswichtigen Medikamente ab …" – Richtig. Da, wo es möglich ist.

Aber die Kollegen *machen's* nicht, weder im Selbstversuch noch bei ihren Patienten. Noch nicht.

Denn es spricht sich langsam herum, dieses „low carb". Selbst in den Medien. Hin und wieder findet man mal eine Sendung zum Thema Zucker und seine Folgen. Meist jedoch nur in den dritten Programmen. Zu viele sollen's nicht mitkriegen.

Denn es gibt noch eine Interessengruppe, die dicke Patienten braucht. Das sind die Adipositas-Chirurgen. Also diejenigen, die die Fettsucht operativ bekämpfen wollen, durch Magenverkleinerung, Magenbänder oder Magenumgehungs-Bypässe.

Ja – die Studienlage ist eindeutig. Durch eine Magenverkleinerung nimmt der Patient schnell und effektiv ab. 30 bis 40 kg in wenigen Wochen und Monaten sind keine Zauberei.

Und ja – selbst ein insulinabhängiger Diabetes lässt sich durch so eine Maßnahme heilen. Seine todbringenden Folgen lassen sich abwenden, genau wie viele andere Folgekrankheiten der Fettsucht. Aber was ist der Preis? Was sind die Spätfolgen, wenn man den Rest seines Lebens nur noch mit 10 % seines Magens durchs Leben läuft? Unumkehrbar! Für immer!

Fallbeispiel Frau A.W.

Frau W., 47 Jahre alt, Lehrerin, litt schon sehr lange unter ihrem Übergewicht. Wie viele andere, hatte auch sie so ziemlich alles an Diäten versucht. Jedoch ohne dauerhaften Erfolg. Insbesondere ärgerte sie sich über ihre Fettverteilungsstörung: Ihr gar nicht so üppiger Oberkörper ruhte auf sehr breiten Hüften und stattlichen Beinen.

Obwohl uns beiden klar war, dass sie auch unter einer genetischen Fettverteilungsstörung (Lipodystrophie) litt, wollte sie das Programm unbedingt versuchen. Und tatsächlich: In 16 Wochen verlor sie 17 kg an Gewicht. Zwar blieb ihre Fettverteilungsstörung bestehen, aber überschüssige Polster waren rund um den Körper verschwunden.

Ihr Wunsch ging in Erfüllung: Endlich traute sie sich wieder, einen Rock zu tragen. Oder um es mit dem ihr eigenen Humor zu sagen: Lieber Rock and Go als Rock'n Roll.

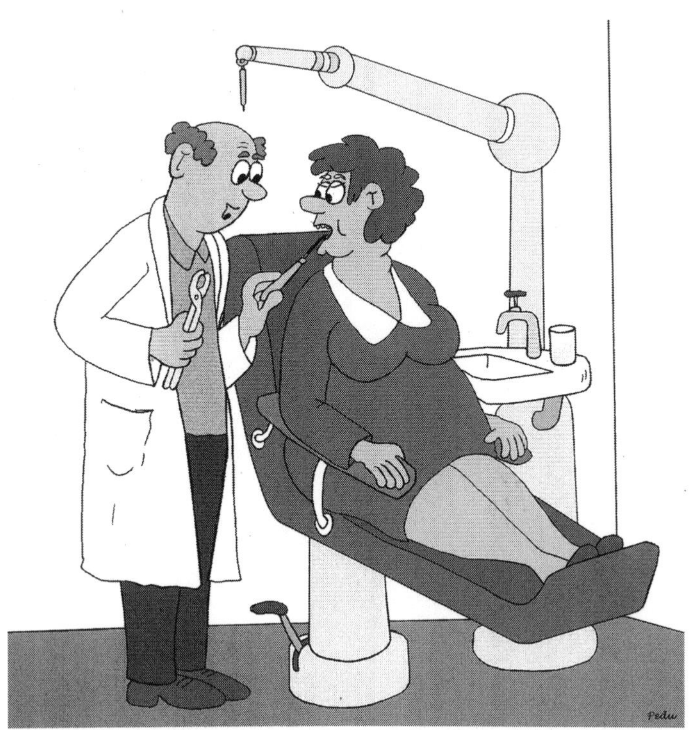

„Es gibt auch zwei positive Aspekte: Ich bin gleich paar Euro schwerer, Sie paar Gramm leichter!“

Weiß dieses junge Paar von Ende Zwanzig, das neulich in einer Reportage der ARD zu sehen war und sich regelrecht auf so eine Operation freute, worauf es sich da einlässt? Mir kann keiner einreden, dass diese beiden Dicken, die sich zusammen „nach oben gefressen“ haben, ohne Operation nicht mehr therapierbar sein sollten. Und ihre Kinder waren auch schon fett – für mich eher soziales Fressverhalten als genetische Störung!

Wieso wird so eine operative Behandlung von Adipösen immer mehr zur Abnehmmethode der Wahl hochgejubelt? Jede OP birgt ein Operationsrisiko, sollte eigentlich das letzte Mittel sein.

Eine meiner Patientinnen ließ sich vor längerer Zeit auf eigene Kosten ein Magenband legen. Dadurch wird der Magen zusammengeschnürt und kann nicht mehr so viel aufnehmen. Sie musste langsam und wenig essen und ihre Nahrung sehr stark zerkleinern. Anfangs nahm sie über zwanzig Kilo ab. Jetzt ist sie fast genauso korpulent wie früher. Warum? Sie hatte Stress und glich das mit Süßem aus.

„Eis und Schokolade passen trotzdem durch, Herr Doktor", sagte sie, als ich sie fragte. Aber wenigstens war bei ihr der Magen noch da …

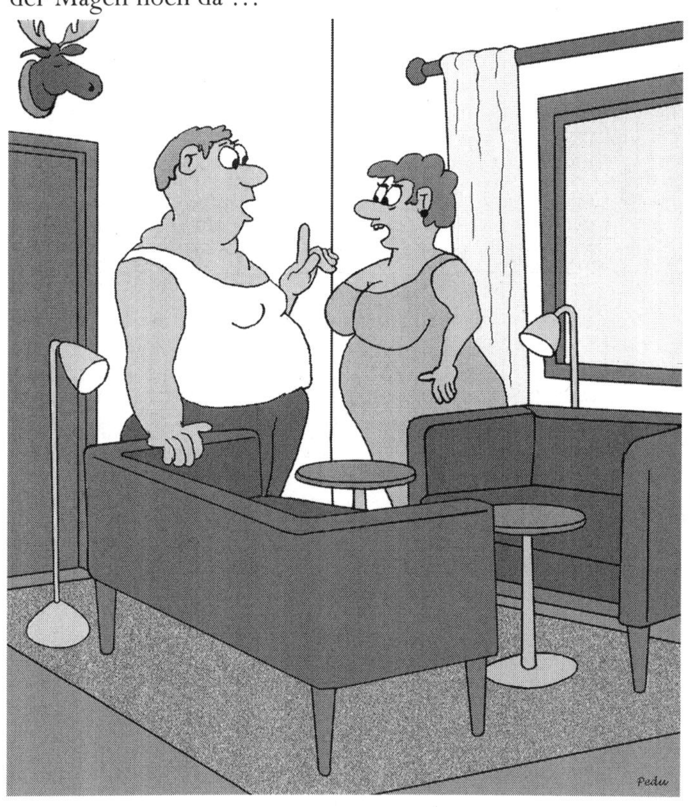

„Der Schulze hat sich den Magen um die Hälfte verkleinern lassen. Das hat gar nichts gebracht!"
„Dann entscheide ich mich fürs Gehirn, da kann man wenigstens in de Pulledick noch Karriere machen!"

Fallbeispiel Herr K. H.

Herr H. war Zeit seines Lebens Landwirt. Auch nach seinem Eintritt ins Rentenalter besaß er noch ein kleines Stück Ackerland hinterm Haus.

Er kam zu mir in die Praxis, weil er mit seinen 72 Jahren inzwischen so dick geworden war, dass er selbst die wenigen Schritte durch seinen Garten nicht mehr ohne Luftnot schaffte. Geschweige denn, seinen kleinen Acker zu bewirtschaften. Außerdem war er es leid, tagtäglich sieben verschiedene Medikamente einnehmen zu müssen.

Kurz und gut, er absolvierte unter ärztlichen Aufsicht das Cell Reset-Programm und nahm innerhalb der nächsten 28 Wochen sagenhafte 24 kg ab. Die Belastungsluftnot war verschwunden. Er lief die drei Kilometer zu mir in die Praxis sogar zu Fuß. Von seinen sieben Dauermedikamenten blieb nur eins gegen Harnsäure übrig. Alle anderen Medikamente konnten während der Kur abgesetzt werden.

Kaum jemand war so stolz auf das Erreichte wie Herr H. Begeistert berichtete er in Gesprächsrunden mit anderen Abnehmwilligen über seinen Erfolg.

Seine größte Freude aber war, dass er nach vielen Jahren endlich wieder reiten konnte.

Da seine Frau andere Interessen hegte, sah man ihn an manchen Nachmittagen („als Hahn im Korb“, wie er mir augenzwinkernd sagte) mit mehreren Frauen vom nahen Reiterhof hoch zu Ross dahintraben.

KAPITEL 8:
Gibt es Unterschiede bei „low carb"-Programmen?

Was ist die Besonderheit dieses Stoffwechsel-Programms im Vergleich zu anderen „low carb"-Programmen?

Die Ernährung erfolgt in beiden Phasen von „CellReset" mit natürlichen Nahrungsmitteln, möglichst frisch zubereitet, nicht mit Shakes.

Das heißt: Die Nahrungsergänzung ist hier wirklich ergänzend und kein Nahrungsersatz.

Die Anwender des Programms durchlaufen einen Lernprozess. Sie lernen tatsächlich anders essen, anders würzen, anders schmecken. Die Sinne schärfen sich!

Man ist durch vier Mal täglich Essen plus Nahrungsergänzung wirklich satt. Kein Hungern – kein Jammertal!

Es ist keine strenge Begrenzung des Fettes in der Ernährung notwendig. Es sollte lediglich gesundes Fett sein (reich an Omega 3). Denn Fett ist im Körper nützlich. Es dient als Geschmacksträger, bei der Bildung von Nervenscheiden und zur gegenseitigen Polsterung innerer Organe und des Unterhautgewebes. Inzwischen weiß man sogar, dass das Fettgewebe selbststeuernde Hormone bildet und somit eigentlich ein eigenes wichtiges Organ darstellt.

„CellReset" ist ein Stoffwechselprogramm mit einem Steuerungsmechanismus gegen den JoJo-Effekt und zum Ausgleich von Feiertagen. Dadurch wird eine soziale Isolierung vermieden. Denn eine Feier mit Freunden oder Verwandten oder ein Urlaub kann dadurch ohne Reue genossen werden.

Das von uns durchgeführte Programm vermeidet das „Suchtproblem" des Zuckers.

Es wird nicht „morgens viel Zucker und abends kein Zucker" vorgeschrieben, sondern generell weitgehend auf Zucker verzichtet.

Fett als Geschmacksträger und Eiweiß als Sattmacher werden in Hunderten von Rezepten der Anwender für jeden zugänglich und nachvollziehbar.

Auch kann erst spätabends gegessen werden. Keine Kohlehydrate heißt: keine nächtlichen Insulinattacken. Also keine Schlafbeeinträchtigung durch Verdauungsprobleme. Die Verbesserung des Schlafes ist einer der größten Vorteile von „low carb" und bei nahezu allen Anwendern vorhanden!

Trotz einiger Unterschiede kann man sagen, dass alle Programme dieser Art wirken.

Am besten scheint es immer zu sein, mit „No Carb" zu beginnen. Also die Kohlehydrate anfangs nahezu völlig aus der Nahrung rauszuschmeißen. Ob man das mit Eiweiß-Shakes

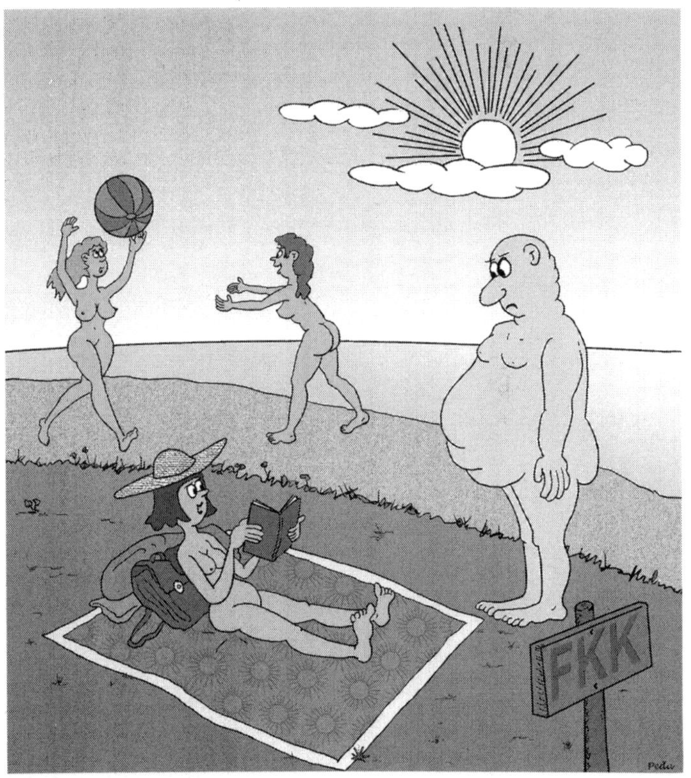

„Ich sehe was, was du nicht siehst!"

macht oder mit natürlichen Nahrungsmitteln, ist Geschmacks- und Ansichtssache. Der schnelle Erfolg motiviert auf jeden Fall zum Weitermachen und Durchhalten.

Wie man allerdings lebenslang diese Kostform beibehalten kann, hängt von mehreren Faktoren ab. Bekommt man die Ernährung irgendwann über (sicher bei Shakes eher als bei natürlichen Nahrungsmitteln) oder nicht?

Wie reagiert das soziale Umfeld? Wie steht der mitessende Partner dazu? Wie der Freundeskreis? Wie häufig wird gefeiert? Sind kleine Kinder im Haushalt? Was bietet die Betriebskantine? Wird man von Neidern gehänselt oder verleitet?

Die Kosten einer „low carb"-Ernährung sind nicht höher als bei einer Vollkost. Wir haben das mal gegen einen Einkaufskorb bei einem Discounter gerechnet. Zwar scheinen Fleisch und vor allem Fisch täglich erst einmal teurer zu sein. Demgegenüber stehen aber die vielen Lebensmittel, auf deren Einkauf man nun verzichten kann: Brot und Brötchen, Wurst und Margarine (besser Butter oder Raps- oder Olivenöl nutzen), jegliche Fertigkost, Zucker und (zuviel) Salz, Chips und Kornflakes, Nudeln, Reis und Kartoffeln, Nutella und Marmelade, Kekse und Kuchen. Vor allem auch die Softgetränke als pure Zuckerschleudern. Und das tägliche Bier, das man nun eher auf das Wochenende verlegen sollte, wenn überhaupt.

Natürlich kann man das alles auch mal essen und trinken, wenn man drauf Appetit hat. Nichts ist verboten. Aber in Maßen und eher selten, wenn man seine Gewichtsabnahme halten will. Und dann am nächsten Tag ausgleichen!

Immer wieder wird auch darüber diskutiert, ob Zucker nun süchtig macht oder nicht. Meiner Meinung nach tut er das. Denn laut Wissenschaft wird er im gleichen Hirnareal wirksam wie Rauschmittel. Zucker macht glücklich. Im ersten Moment schon. Aber wieder damit aufzuhören, ist schwer. Jeder kennt das nach Weihnachten. Es sei denn, man hat sich derart überfressen, dass man von alleine aufhört …

KAPITEL 9:
Ja, aber …

Ich höre sie schon an allen Ecken und Enden, die vielen großen ABERS. Schauen wir uns doch mal die häufigsten an.

Ja, aber …

… so kann man doch nicht auf Dauer leben!

Doch, man kann. Sogar sehr gut. Ich mache genau das, als Teil zwei meines ärztlichen Selbstversuchs, und meine Frau mit mir. Jetzt schon seit 2013.

… das Gehirn braucht doch den Zucker. Sonst können wir nicht denken.

Das stimmt. Nur müssen wir den Zucker nicht extra von außen zuführen. Der Körper kann ihn selbst herstellen. Aus Eiweiß und Fett. Er muss es nur wieder lernen.

… ohne Salz kann der Mensch doch nicht leben.

Das stimmt. Aber die meisten unserer Lebensmittel bekommen bereits von der Industrie Salz zugesetzt. Wie sonst

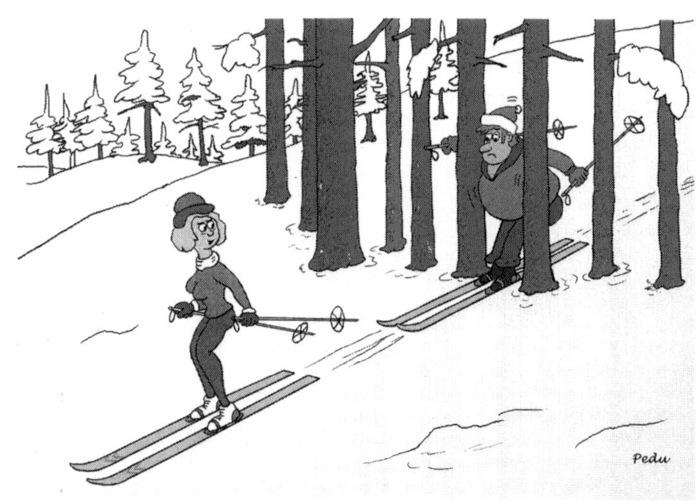

soll sich eine Packung mit Hühnerbrust in der Kühltruhe eine Woche halten?

... ohne zu salzen, schmeckt's doch gar nicht ...

Doch. Es ist nur eine Frage des Abgewöhnens. Da jedes andere Gewürz erlaubt ist, lernt man schnell, den Geschmack von buntem Pfeffer, Paprika oder Curry zu schätzen. Natürlich ohne Ketchup. Der besteht ja schon wieder zur Hälfte aus Zucker.

... ohne Brot geht es doch nicht.

Doch, es geht. Zum Frühstück zwei Eier und eine Schüssel Joghurt mit Heidelbeeren – lecker. Und leicht. Man ist nicht schon um neun Uhr wieder müde.

Abends eine Portion Lachs, mit Cheyenne-Pfeffer gewürzt, und ein Salat. Super. Gesund und leicht. Und zum Fernsehen eine Handvoll Nüsse. Natürlich ungesalzen.

... ich brauche aber abends mein Bier ...

Hier rate ich meinen Männern immer: „Probiert doch mal, in der Woche ohne Bier auszukommen. Einfach keines trinken! Und dann am Samstag ein kühles Blondes so richtig genießen. Zisch. Merkt ihr, wie gut ein Bier wirklich schmecken kann?"

Wenn man kein Alkoholiker ist, braucht man „sein Bier" nicht wirklich jeden Tag. Man sollte es einfach wieder zum Genussmittel machen. Genau wie das Glas Wein. Und am nächsten Tag ausgleichen mit einem weißen Tag.

... aber so was kann man doch nicht im Urlaub machen.

Man kann. Aber man muss nicht. Urlaub ist Urlaub, da sollte man nicht auf alles verzichten. Das tun wir auch nicht. Aber wenn man zurückkommt und wiegt zwei oder drei Kilo mehr, sollte man mindestens genauso viele weiße Ausgleichstage machen, wie man zugelegt hat. Schon schmelzen die Pfunde wieder dahin. Der Körper hat umgelernt.

Sport macht schlank

Immer wieder taucht die Meinung auf, Dicke seien nur zu faul, sich zu bewegen. Würden sie mehr Sport machen, wäre das Abnehmen nur eine Frage der Zeit.

Leider gehören auch einige meiner ärztlichen Kollegen dazu. Meistens sind sie selber Sportler, und es ist für sie unbegreiflich, wie jemand überhaupt ohne Sport leben kann. Hier liegt meines Erachtens ein kolossaler Denkfehler vor. Denn Menschen machen nun mal auf Dauer nichts, was ihnen keinen Spaß macht. Weder eine einseitige Diät noch Sport.

Wirklich Sport zu treiben, kostet Übergewichtige viel mehr Kraft als Normalgewichtige. Kraft, die sie nicht haben, eben, weil sie sich nicht viel bewegen. Ein Teufelskreis. Wer's nicht glaubt, sollte nur mal mit einem Zementsack in den Händen von A nach B laufen. Das ist nicht lustig. So etwas macht man nicht freiwillig.

Nein, andersherum wird ein Schuh draus. Erst abnehmen und dann mit Sport beginnen.

Wer schon einmal gesehen hat, wie sehr die Menschen genießen, etwas wieder zu können, das sie für immer verloren glaubten, der weiß, was ich meine.

Deshalb bin ich auch ein Vertreter der schnellen initialen Gewichtsreduktion. Wenn man für die ersten zwei Kilo ein halbes Jahr braucht, ist auch der Aufwacheffekt des Sports dahin. Wenn aber nach vier Wochen bereits sechs Kilo verschwunden sind, dann ist der so Verschlankte nicht nur stolz wie Bolle. Nein, er ist auch darauf erpicht, seine neue Beweglichkeit auszuprobieren. Also motiviert. Schon um den Erfolg seines Abnehmens zu sichern.

Und siehe da: Plötzlich macht Bewegung Spaß. Er muss sich nicht mehr mühsam ins Ziel schleppen. Er lernt gerade zu fliegen …

Aus der Reihe: „Menschen – Tiere – Artenvielfalt“ betrachten wir heute:

Das Cellresetler

Das Cellresetler ist ein quirliges Wesen. Ähnlich einem Schmetterling durchläuft es verschiedene Entwicklungsstadien, bis es zu seinem (hoffentlich) endgültigem Aussehen findet.

Anfangs hält es sich meist in Küchen auf oder in XXL-Restaurants. In diesem Stadium ist es groß und dick – na ja, eigentlich hauptsächlich dick.

Wie durch ein Wunder tritt es in eine 16-wöchige Entwicklungsphase ein. Am Ende dieser unglaublichen Verwandlung erscheint das CellResetler als zartes und schlankes Wesen, das ähnlich einem Kücken aus dem Ei schlüpft und ruft: „Oi-joi-joi. Hier bin ich!“

Umgekehrt proportional dazu verläuft seine Stimmungslage. Am Anfang ist es leise und übellaunig, zum Schluss hört man, insbesondere an stillen Sommerabenden, weithin seine lauten, euphorischen Schreie.

Erstaunlicherweise verläuft diese Entwicklung bei den CellResetlern geschlechterabhängig verschieden. Das weibliche Exemplar dieser Gattung vollzieht die Metamorphose von dick zu dünn meist als erstes. Das Männchen befindet sich zu diesem Zeitpunkt noch versteckt im Hintergrund, obwohl es diese Verwandlung viel nötiger hätte. Das hat seinen naturgegebenen Sinn. Es hält sich auf diese Art bereit, das Fortbestehen der Spezies zu sichern, falls das Weibchen die Verwandlung nicht überlebt.

Hat das weibliche CellResetler den Prozess überstanden, folgt das Männchen nach.

Aber nicht, wie man denken könnte, alle Männchen, sondern nur etwa ein Drittel. Beobachtungen legen nahe, dass das vor allem die Softis und Gegängelten sind, die sowieso alles machen, was das Weibchen möchte. Ansonsten sind männliche CellResetler meist unbeweibt.

Ein anderes Phänomen des CellResetlers besteht darin, dass es sich im Laufe seiner Entwicklung mehrmals häutet. Anfangs sieht man es in weiter und meist dunkler Hülle, wie, um die Fettfalten zu verbergen. Später erscheint es in eng anliegender Kleidung und posiert vor Spiegeln und Schaufensterscheiben. Sein Lebensraum wird immer mehr die Straße.

Auch der Gang verändert sich: Von schlurfig-langsam zu aufgerichtet-schwungvoll.

Ein weiteres Merkmal des CellResetlers in diesem Stadium ist sein unbändiger Rededrang. Am liebsten über sich selbst. Niemand ist vor ihm sicher. Dabei dominieren Laute wie: „Mehr Energie, besseres Immunsystem, gute Regeneration …"

Das CellResetler ist ja eigentlich ein Einzelgänger. Nur hin und wieder, bis zu vier Mal im Monat, rottet es sich mit mehreren Exemplaren seiner Gattung zusammen und guckt immer gleiche Videos und redet über immer gleiche Inhalte. Dabei gerät es zunehmend in eine euphorische Stimmung, bis es am Schluss Lustschreie ausstößt. Sie ähneln dem ehemaligen amerikanischen Präsidentenruf: „Yes, we can!"

Die Vermehrung des CellResetlers erfolgt durch Teilung. Hat es die Metamorphose erfolgreich vollzogen, läuft es los, um möglichst viele Nachkommen zu finden. Diese sollen dann wiederum mehrere Nachkommen heranziehen, bis eine riesige Population entstanden ist. Wenn die Entwicklung sprunghaft so weiter geht, muss man sich allerdings Sorgen um andere Arten auf diesem Planeten machen. Denn die Hauptnahrung des CellResetlers besteht aus Hühnerfleisch, Eiern und Fisch. So scheint nun die Gefahr reell, dass sich das CellResetler durch ganze Geflügelfarmen frisst und auf diese Weise andere Arten verdrängt.

Hat das CellResetler dann genügend Nachwuchs gezeugt, ändert es abermals seinen Lebensraum. Man kann es dann vor allem in dunklen Seminarräumen oder in sozialen Netzwerken beobachten. Insbesondere bei Facebook ist es häufig zu finden.

Da das CellResetler nun also nicht mehr ganz so oft auf der Straße ist, weil andere dort herumlaufen und es auch zu oft feiert, verändert es leider wieder etwas die Figur. Dann ist so manches Exemplar heilfroh, nicht alle dunklen Hüllen von damals weggeschmissen zu haben. Aber es kann ja seine Metamorphose beliebig oft wiederholen. Das tut es gern, weil es weiß, dass die Ernährungsumstellung immer wieder funktioniert. Man muss es eben nur machen.

Ein letzter Aspekt des CellResetlers ist sein zunehmendes Alter.

Starben die dicken Vorgängerexemplare meist nach wenigen Jahren weg, nannte man das „viel zu früh".

Wurde die Verwandlung erfolgreich überstanden, kann nun das CellResetler uralt werden. Die Rentenkassen reden inoffiziell schon von „viel zu spät".

Wie alt genau das CellResetler werden kann, weiß man noch nicht, da die ersten Exemplare dieser Spezies immer noch leben und leben und leben. Und wenn sie nicht irgendwann doch gestorben sind, dann leben sie wohl ewig weiter.

KAPITEL 10: Was ist nun mit dem JoJo-Effekt?

Das ist nicht so einfach. Der JoJo-Effekt kommt zustande, weil sich der Körper nach einer Gewichtsabnahme, die einige Zeit gehalten wird, an dieses niedrige Niveau der Nahrungszufuhr gewöhnt. Er hat seinen Energieumsatz darauf eingestellt, sein neues Gleichgewicht gefunden. Isst man nur wenig mehr oder anders als sonst, saugt er die Kohlehydrate und Kalorien förmlich auf und legt wieder Fettdepots an. Der „Steinzeit-Effekt“ greift wieder.

Deshalb sollte man eigentlich gar nicht so schnell abnehmen, wie es das Programm ermöglicht. Sondern langsam, Schritt für Schritt, über Jahre den Körper an immer niedrigere Niveaus gewöhnen …

Nur, wer kann das? Wer hält das durch? Jahrelang habe ich das bei mir selbst und bei meinen Patienten versucht. Irgendwann reißt der Geduldsfaden, und man pfeift auf die Diät der kleinen Schritte. Die nächste Stressphase, der nächste Urlaub oder das nächste Weihnachtsfest mit tagelangem Besuch … und die Disziplin ist dahin.

Nein, es muss ein schneller Erfolg her, der motiviert. Man will es wissen. Dann sieht man was und will es erhalten. Das kann der Weg sein. Und als Joker die Eiweißtage zum Ausgleich „sündiger Tage“.

Trotzdem lässt sich dieser JoJo-Effekt nicht zu hundert Prozent austricksen. Nach einer Phase der maximalen Gewichtsabnahme pegelt sich das Körpergewicht etwa zwei bis drei Kilo darüber ein. So war es jedenfalls bei allen Anwendern. Und bei uns selbst in den vergangenen Jahren. Dieses Niveau zu halten, das ist die Aufgabe, die mit low carb auf jeden Fall zu machen ist. Plus Sport! Denn der Aufbau von Muskulatur ist die beste Vorsorge zum Vermeiden des JoJo-Effektes. Schließlich sind die Muskeln die effektiven „Verbrennungsöfen“ im Körper. Je mehr Muskeln, je mehr Bewegung, desto mehr Kohlehydrate kann man sich leisten. Man muss sie sich ganz einfach verdienen.

KAPITEL 11:
Was unbedingt noch zu sagen wäre

Sehr wichtig ist die Frage, ob wirklich alle so eine „low carb"-Ernährung machen können. Zumindest bei Patienten mit einer abgeschwächten Nierenfunktion ist Vorsicht geboten.

Das sind Menschen, die eine der großen „Volkskrankheiten" schon längere Zeit haben, also Bluthochdruck, Diabetes, Fettstoffwechselstörungen usw. oder anderweitig Nierenkranke. Kurz gesagt, alle chronisch Kranken sollten vorher vom Arzt ihre Nierenwerte kontrollieren lassen. Denn die neue Ernährung ist stark eiweißbetont, und Eiweiß wird nun einmal über die Nieren verstoffwechselt. Bei einer Nieren-

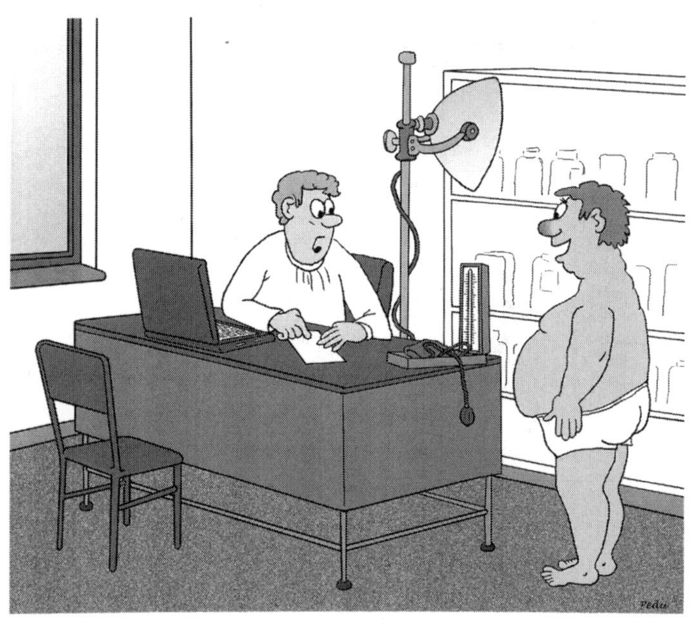

„Haben Sie nicht Angst,
dass Sie nachts mal ein Schlag trifft?"
„Nö, gar nicht. Nachts schläft meine Frau doch."

schwäche sollte man keine reinen Eiweißtage machen. Auch müssen die Werte zwischendurch kontrolliert werden.

Das gilt auch für alle Menschen, die über Sechzig sind. Denn auch die Nieren altern.

Ob bei Patienten mit fortgeschrittenen Krebserkrankungen eine rapide Ernährungsumstellung erfolgen sollte, ist umstritten. Einerseits gibt es in der Literatur Hinweise, dass der Zustand der Ketose, also die völlige Umstellung auf interne Gluconeogenese, wie man sie auch vom Fasten her kennt, günstig ist. Dem Tumor könnte dadurch sein Wachstumsförderer Nummer Eins, der Zucker, entzogen werden. Mit der Energie aus Ketose kann der Tumor nichts anfangen. Andererseits sind solche Patienten oft schon abgemagert und von der Krankheit ausgezehrt. Dann könnte ein völliger Zucker-Stop auch negative Folgen haben.

Bei Kindern kann ein Zuckerverzicht Unglaubliches bewirken. Übergewicht wird vermieden, die Aufmerksamkeit und die schulischen Leistungen verbessern sich. Gerade bei solchen neumodischen „Krankheiten“ wie ADHS („Zappelphillip-Syndrom“) soll es zu gravierenden Besserungen kommen. Wenn es noch gelingt, bei solchen Kindern die Zeit an ihren verschiedenen Computern zu begrenzen und sie stattdessen für eine Sportart zu begeistern, löst sich so eine Störung in das auf, was sie ist – heiße Luft.

Es kann also fast jeder diese Ernährungsumstellung machen. Denn Professor Lustig sagt zu recht, dass der Zucker den einzigen „Nährstoff“ darstellt, der für den Körper komplett überflüssig ist. Er besteht aus nichts weiter als reiner Energie, wird verbrannt und löst sich in nichts auf. Wenn er aber zuviel aufgenommen wird, lagert er sich als Fettdepots überall im Körper ein und macht uns krank.

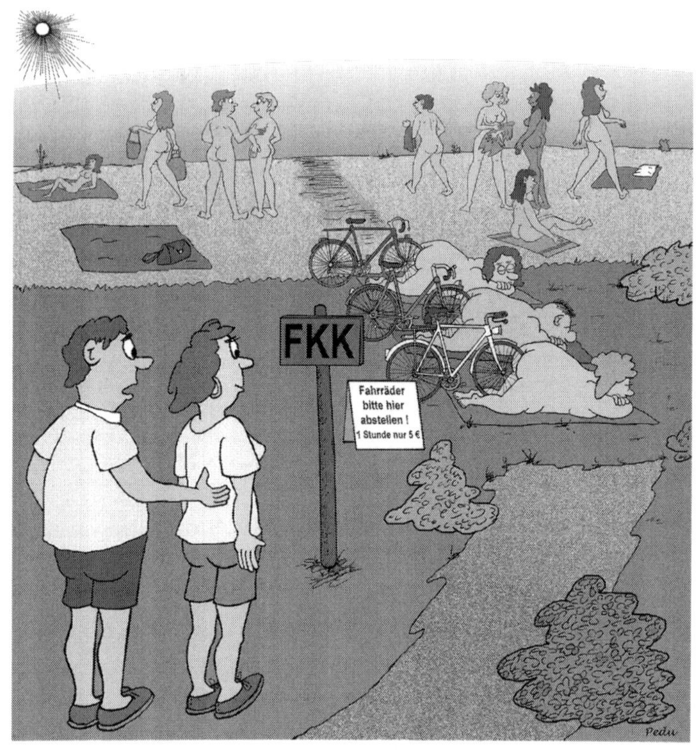

„Unsere Übergewichtigen,
die verdienen sich hier ein paar Euro dazu!"

Teil 2

„Fünf Jahre später" oder „Wie bleiben wir denn nun schlank?"

Einleitung:

Lieber Leser,
seit ich Teil Eins dieses Buches geschrieben habe, sind etwa fünf Jahre vergangen. Das war Absicht. Denn ich wollte nicht nur ein Buch schreiben über eine sensationelle Methode abzunehmen. Nein, ich wollte auch überprüfen, wie nachhaltig diese Gewichtsreduktion ist. Und dies in meinem Selbstversuch beweisen – oder widerlegen. Ganz objektiv. Ganz ungeschönt.

Nach fünf Jahren gilt ein Krebskranker laut WHO als geheilt, wenn der Tumor nicht erneut auftritt und keine Metastasen nachweisbar sind. Gilt das auch für das Abnehmen? Ist man nach dieser Zeit von der Fettsucht geheilt?

Genau das ist das Spannende an diesem Thema Gewichtsreduktion. Hunderte Bücher, ganze Sonderausgaben von Frauenzeitschriften widmen sich dem Abnehmen. Mit immer neuen Diäten (die meist Varianten einer längst bekannten Diät sind!). Sie erzielen damit jedes Jahr aufs Neue Riesenauflagen. Anscheinend sterben die Dicken nie aus bzw. nehmen nie dauerhaft ab.

Stattdessen findet man kaum ein Buch zur Frage, wie man denn nun dieses reduzierte Gewicht hält. Wie man den gefürchteten JoJo-Effekt austrickst. Ein Buch über die „Mühen der Ebenen".

Mit diesem, meinem Buch will ich nun genau das wagen. Getestet an mir selbst (und meiner Frau). Und eins gleich vorweg: Es gibt eigentlich keine Mühen in dieser Ebene, sondern vor allem Freude, Stolz und Genuss. Ja, Genuss! Denn ohne funktioniert's nicht. Mein Kollege Dr. Strunz nennt das „Frohmedizin". Genauso ist es.

Meine eigene Bilanz:

Meine eigene Bilanz nach diesen fünf Jahren kann sich eigentlich sehen lassen.

Nach dem oben beschriebenen initialen Gewichtsverlust von maximal 16 Kilo in 16 Wochen (von 99 auf 83 kg), pendelte sich der Körper nach ca. einem halben weiteren Jahr mit Low carb auf etwa 85 kg ein. Fast parallel der Verlauf bei meiner Frau.

Wir behielten die Ernährung mit wenig Kohlehydraten nahezu die gesamte Zeit konsequent bei. Wir essen nach wie vor vier Mal täglich, vermeiden (soweit möglich) alle Weizenprodukte, Reis und Kartoffeln. Ausnahmen bilden dabei Familienfeiern, Feiertage mit Gästen und Urlaube. Gemäß dem Erlernten versuchen wir stets, dieses „Sündigen" mit „weißen Tagen" auszugleichen.

Übrigens, bei dem lieben Bäcker gleich um die Ecke habe ich mich tatsächlich persönlich entschuldigt. Klar, was macht es für einen Eindruck im Wohnort, wenn der Doktor, den jeder kennt, plötzlich nicht mehr dort kauft? Etwa woanders?

Nein, nirgends mehr. Aber ich hole bei ihm die Eier, und wenn wir Besuch bekommen, der sich anders ernährt, ist dieser schöne Bäckerladen unsere erste Wahl.

Der Verzicht auf Brot, Brötchen, Kartoffeln, Nudeln und Reis bereitet uns keinerlei Probleme. Wir brauchen diese sogenannten Sättigungsbeilagen einfach nicht mehr. Es gibt kein Verlangen danach, wenn man als Ersatz ohne Einschränkungen gesundes Fett und Eiweiß genießen kann.

Gebrutzeltes Gemüse, Käseüberbackenes oder Salate bieten uns die willkommene Abwechslung und Ergänzung zu Fleisch, Fisch und Eiern. Zubereitet meist mit Olivenöl, veredelt mit einem ganzen Arsenal an Gewürzen, von buntem Pfeffer bis Chili, von Curry bis Curcuma. Lecker!

Jedoch ohne Salz. Auch das brauchen wir nicht mehr. Die Industriesalzung in Deutschland (zum Beispiel im Hühnerfleisch) reicht dicke aus, um keinen Mangel aufkommen zu lassen. Allen Bedenkenträgern unter meinen Patienten und

Lesern sei es hiermit bewiesen: „Jaaaa, er lebt noch, er lebt noch, stirbt nicht", dieser ungesalzene Doktor.

Stattdessen haben sich durch den Salzverzicht die Geschmackssinne deutlich geschärft. Ja, zumindest das Zusalzen bei der Nahrungszubereitung ist genauso verzichtbar wie der Zucker. Inzwischen kann man sagen, dass wir uns fast mediterran ernähren. Nur ohne Dolce nach dem Essen. Schon, aber mit Espresso. Na aber ...

Trotz dieser relativ konsequenten Ernährungsumstellung ist das Gewicht mit der Zeit ganz langsam nach oben geklettert. Heute, nach fünf Jahren pendelt es zwischen 88 und 91 kg. Man kann also im Schnitt von einer gehaltenen Gewichtsreduktion von 10 kg sprechen.

Bei meiner Frau verlief es bei nahezu gleicher Ernährung ähnlich.

Woran könnte das liegen? Was sagen unsere eigenen Beobachtungen und Erfahrungen dazu?

Der erste Grund scheint zu sein, dass der in hunderttausend Jahren entstandene JoJo-Effekt eben nicht komplett auszuschalten geht. Wir hatten oft das Gefühl, dass der Körper sich jedes zusätzliche Kohlehydratchen förmlich einsaugt. Was ja auch dem Charakter des JoJo-Phänomens entspricht.

Es ist also lebenslange Disziplin notwendig, was „unsexy" klingt, für uns aber im Wesentlichen nicht schwer war. Jedenfalls tagsüber.

Abends dagegen fällt uns das manches Mal schon nicht leicht. Denn auch wir schätzen den Genuss eines Gläschen Weins, einer Sonderportion Käse oder Nüsse oder eines Stückchens guter Schokolade. So was nennt man Lebensart.

Vermeiden lässt sich eine abendliche Heisshungerattacke durch den Genuss eines zusätzlichen kleinen Eiweiß-Shakes. Die darin enthaltene Aminosäure L-Tryptophan wirkt ausgleichend und beruhigend. Nicht umsonst wird L-Tryptophan inzwischen auch erfolgreich zur Behandlung chronischer Schlafstörungen eingesetzt. Ein natürliches Mittel ohne Abhängigkeitsgefahr.

Jeden Abend nur Tee oder Wasser zu trinken klingt erstmal nicht so schön. Vor allem an warmen Sommerabenden auf der Hollywood-Schaukel. Aber man muss wissen, dass nur ein Glas Alkohol ausreicht, egal ob Pilsner oder Wein, um die Entgiftungsfunktion der Leber für diesen Tag lahmzulegen. Jedenfalls was Kohlehydrate angeht. Dafür ist sie die Nacht über beschäftigt, den Alkohol und damit den Zucker des abendlichen Getränks abzubauen.

Das ist wahrscheinlich ein Grund, warum mir so viele Dicke täglich glaubhaft versichern, dass sie „überhaupt nichts essen". Aber wirklich überhaupt nichts!

Dann trinken sie's wahrscheinlich beim täglichen (unvermeidlichen??) Bier zum Abendbrot. Und dem zweiten und dritten zum Fernsehen. Ich möchte wirklich mal wissen, wer das Bier zum abendlichen Pflichtgetränk für Männer (und auch viele Frauen) erklärt hat!

Gegrillt wird bei uns dagegen Low Carb. Kein Schwein interessiert uns mehr, sondern Fisch, Geflügel und Gemüse wie Zuccini oder Paprika. Klar, Käse auch. Das haben wir bei den Amerikanern gelernt: Es ist so gut wie alles grillbar. In der Grillbar. (Ein Wortspiel zur Auflockerung!).

Der zweite Grund liegt wohl im Älterwerden. Der Stoffwechsel scheint sich mit den Jahren etwas verlangsamt zu haben, sodass der Effekt der „Weißen Tage" länger braucht. Aber er wirkt nach wie vor.

Auch gönnen wir uns jetzt, da die Kinder aus dem Haus sind und Ferienzeiten nicht mehr eingehalten werden müssen, den Urlaub etwas anders als zuvor. Man könnte sagen: kürzere und häufigere Urlaube, aber dafür „gehaltvoller".

Schiffsreisen in ferne Länder („Mastanstalt Kreuzfahrtschiff"), Aufenthalte in nicht so überfüllten und besseren Hotels, mehr Bildungsreisen.

Wenn jetzt jemand kommt und sagt, das müsse ja nicht sein, dem entgegne ich folgendes:

Als Hausarzt muss ich jede Woche irgendeinem meiner Patienten mitteilen, dass er eine chronische oder lebensverkürzende Krankheit hat. Sehr oft, weil diese Patienten bisher eben auch nicht sehr gesund aßen. Und diese Menschen sind inzwischen häufig jünger als ich.

Was also soll mich davon abhalten, ferne Länder zu erkunden, so lange ich es noch kann? Zumal ich sehr gesund lebe! Sogar im Urlaub und bei *all inclusive*.

Der dritte Grund liegt wohl trotzdem noch in mangelnder Bewegung. Zu wenig Zeit (genommen) für Sport, für den Muskelaufbau, die Verbrennungsöfen des Körpers.

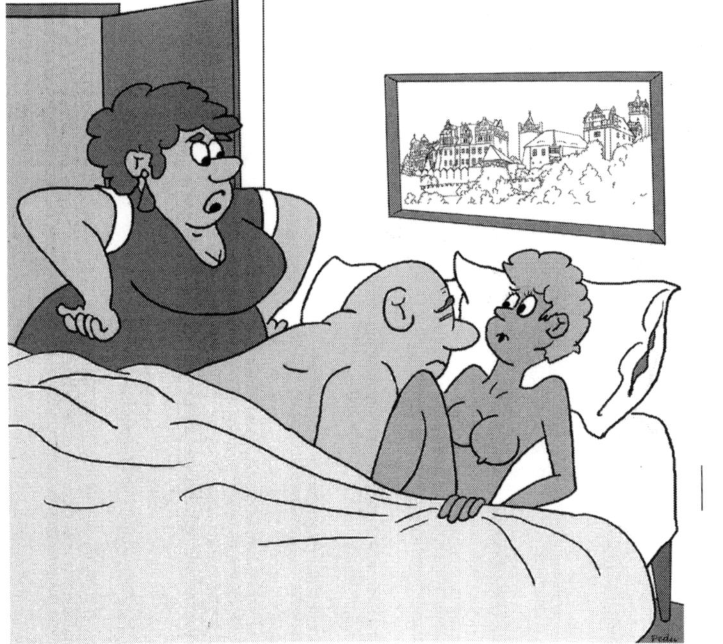

„Mit der Meiern, Jens Uwe?
Die gehört doch gar nicht in unsere Gewichtsklasse!"

Meine Frau erkannte dieses Manko wieder einmal eher als ich – und handelte! Sie machte tatsächlich mit über Fünfzig noch den Trainerschein für alle Arten von Zumba. Das ist eine Mischung aus Aerobic und Tanzsport. Es gibt Zumba-Gold („Tanz-Zumba"), Zumba-Fitness („Sport-Zumba") und Zumba-Strong („Kraft-Zumba). Der Wahnsinn, wenn sie einarmige Liegestütze macht!

Also bin ich dabei. Zumba-Gold, drei Mal die Woche. Ein Mann unter lauter Frauen. Jedenfalls fast, denn inzwischen sind wir schon drei Männer. Und haben einen Heidenspaß dabei, wenn uns die Mädels auf den Hintern glotzen.

Es ist also sehr wohl möglich, dem JoJo-Effekt zu entkommen – oder zumindest ihn abzudämpfen. Im Selbstversuch hiermit bewiesen.

Man muss dabei auch bedenken, dass ich seit meiner Geburt ein Dicker war. Der genetische Faktor, den so viele Forscher vermuten, ist also bei mir eindeutig positiv und in der väterlichen Linie zurückverfolgbar. Und trotzdem ist es gelungen.

Das fällt natürlich auch meinen Patienten auf. Wie oft kriege ich zu hören: „Mensch, Herr Doktor, Sie sind ja immer noch so schlank. Wie machen Sie das nur?"

Wenn ich ihnen sage, mit welcher Ernährung ich mich seit Jahren so pudelwohl fühle, legt sich oft ein Ausdruck ungläubigen Entsetzens auf die Gesichter „So können Sie existieren?" Und um mit angeekeltem Blick zu stöhnen: „Nein! So möchte ich nicht leben! Dann bleibe ich lieber dick!"

Am Anfang habe ich noch versucht zu diskutieren. Inzwischen bin ich es leid.

Sollen sie doch bleiben, wie sie sind. Sollen sie doch jeden Morgen eine Handvoll Tabletten einwerfen. Ich muss mich mehr um die kümmern, die etwas *ändern* wollen. Die klüger sind. Die es satt haben, von der Pharmaindustrie am Leben erhalten zu werden.

Die Bilanz der Patientengruppe

Was die oben beschriebene Patientengruppe angeht, die meinem Beispiel gefolgt ist, stellt sich die Bilanz nicht so positiv dar.

Zwei Drittel haben es nicht geschafft und sind wieder zu ihrem Ausgangsgewicht (oder sogar darüber) zurückgekehrt. Ca. ein Drittel ist mehr oder weniger unter dem Ausgangswert geblieben und ernährt sich zumindest teilweise noch low carb. Damit liegen wir trotzdem in einem besseren Bereich als von der Literatur angegeben. Was positiv auffiel: Trotz einer leichten bis mäßigen Gewichtszunahme bei vielen Patienten, konnten die abgesetzten Blutdruckmedikamente längere Zeit beibehalten werden. Erst, als das Ausgangsgewicht wieder erreicht wurde, entgleiste auch der Blutdruck zunehmend und machte Medikamente erforderlich.

Ich möchte hier natürlich auch eine kritische Analyse vornehmen. Warum konnten so viele Patienten die Gewichtsabnahme nicht halten?

Der erste Grund dafür, dass langfristig die Umstellung in die neue Lebensweise nicht gelingt, liegt im sozialen Verhalten. Ich nenne es das „soziale Essen und Trinken". Es wird von nahezu allen Autoren anderer Ernährungsratgeber unterschätzt.

Es beginnt damit, dass die *Familie* nicht mitzieht, weil die Kinder auf Dauer so nicht essen wollen oder der Ehepartner dagegen ist. Auch die Großeltern sind hier oft ein „Störfaktor". Sie haben vielleicht noch den Krieg erlebt und echte Hungersnot kennengelernt. Deshalb sind ihnen Kartoffeln und Brot heilig, und jeder, der das ablehnt, gilt als undankbar und suspekt.

Genauso auf Familienfeiern.

„Was? Du willst keinen Kuchen? Bist du krank? Komm, ein Stück Torte … ein Halbes …" Was soll man da machen? Man verletzt die Gastfreundschaft.

„Schau mal! Selbst Onkel Willi mit seinem Diabetes isst heute Kuchen. Da kannst du das auch …"

Kommt Ihnen das bekannt vor? Merkwürdig nur: Wenn es ums Fischessen geht, und man sagt, dass man keinen Fisch verträgt, dann kommt auch keiner an und sagt: „Ach komm, einen halben …"

Noch ausgeprägter das „soziale Trinken": „Du wirst doch wohl noch einen Likör mit dem Geburtstagskind nehmen dürfen …" Oder: „Ein Bier in Ehren kannst du mir nicht verwehren …"

Dieselbe Nötigung geschieht bei betrieblichen Anlässen durch Kollegen oder Vorgesetzte. Man gilt schnell als Außenseiter und Sonderling, wenn man nicht mittrinkt und isst.

Der zweite Grund des Versagens ist durch psychische Erkrankungen bedingt. Immer wieder belegen Statistiken der Krankenkassen eine stetige Zunahme von Depressionen, psychischen Erschöpfungen und stressbedingten Erkrankungen.

Reizüberflutung, permanenter Zeit- und Bewegungsmangel führen zu hastiger und falscher Ernährung. Man stopft Fertigzeugs in sich hinein und „beruhigt die Nerven" mit Süßem.

Das ist nichts anderes als der direkte Weg ins Übergewicht. Fünfundfünfzig Prozent der Deutschen sind ihn schon gegangen, und es werden immer mehr. Kein Wunder, dass die Forscher schon von einer Fett-Epidemie sprechen.

Der dritte Grund besteht darin, dass die Menschen, die sich zuckerarm ernähren wollen, gegen wirklich mächtige Feinde kämpfen müssen.

Die besten Profis der Werbeindustrie lassen sich immer neue Verführungen einfallen. Dafür werden sie großzügig finanziert von der allmächtigen Zucker- und Ernährungsindustrie.

Wer kann schon Nein sagen, wenn im Fernsehen die Schokolade mit der „Piemont-Kirsche" zwischen den Zähnen einer schönen Frau schmilzt.

Übrigens alles Lüge. Ich war im Piemont. Was man dort nicht kennt, ist die „Piemont-Kirsche“. Dafür gibt es da fantastisch schmeckende Haselnüsse!

Oder die „Steinofen-Pizza“, die eben nicht aus dem Steinofen kommt, sondern aus der Tiefkühltruhe. Genauso wie die Torten von Coppenrath und Wiese nicht aus einer kleinen Konditorei kommen, sondern von einem Backkonzern.

Erinnern Sie sich noch an die schokoladige Waffelleckerei „Fanfare“?

Laut Werbung sollte sie in einer kleinen Konditorei in Wien hergestellt werden. Was soll ich sagen? Ich war in Wien, im dritten Bezirk und fand diesen Laden. Was die nicht kannten, war die „Fanfare“!

Daraus folgt: Keine Lüge ist zu groß, um den „Verbraucher“ zu umgarnen.

„Man gönnt sich ja sonst nichts …“ – ich kann es nicht mehr hören. Es macht die Leute krank! Und das Suchtmittel Zucker immer wieder gesellschaftsfähig.

Die Medien spielen überhaupt eine immense Rolle. Ist Ihnen schon mal aufgefallen, wie selten es im deutschen Fernsehen Sendungen zum Thema Zucker gibt? Und wenn, dann versteckt in dritten Programmen am späten Abend.

Die Werbung für den Zucker dagegen läuft den ganzen Tag auf Hochtouren. Man kann nur zu einer einzigen Schlussfolgerung kommen:

Der Staat hat ein großes Interesse an fetten und kranken Verbrauchern!!

Denn das sichert Arbeitsplätze und Profit in fast allen Industriezweigen: der Zucker- und Ernährungsindustrie, der Medien- und Werbeindustrie, der Pharma- und Gesundheitsindustrie. Ja selbst der Elektro- und der Autoindustrie: fette Bewegungsmuffel sitzen länger vor dem Computer und fahren mehr Auto – zum Beispiel zum Dickmacher Nr. 1, dem McDonalds um die Ecke.

Dass der Staat kein Interesse daran hat, die Fett-Epidemie aufzuhalten, zeigt sich auch daran, dass im Gegensatz zu vielen anderen Ländern bei uns die „Lebensmittelampel" eben nicht eingeführt wird. Genauso wenig wie die Zuckersteuer (zumindest auf Softgetränke).

„Das lässt sich nicht durchsetzen", sagt unsere Regierung. Aber bei jeder anderen Steuer hat sie damit keinerlei Probleme. So ist das eben. Wie schrieb jüngst der kritische Schweizer Autor Luc Bürgin? „Der Staubsaugervertreter verkauft Staubsauger, der Versicherungsvertreter verkauft Versicherungen, und der Volksvertreter …"

Stark und Kräftig?

Zwei Damen sitzen im Kaffeehaus
bei süßem Kuchen und Konfekt.
Dann ist die eine auf Parfait aus,
während der andern Sahne schmeckt.

Die eine sagt, dass sie seit jüngstem
doch etwas „stark" geworden sei.
Worauf die andre meint, seit Pfingsten
wär' sie auch „kräftiger" dabei.

Da möchte man noch einmal Kind sein,
nur ehrlich und nicht krampfhaft nett
und rufen: Tanten, ihr müsst blind sein!
Ihr seid nicht kräftig, sondern fett!!!

Es gibt aus meiner Sicht noch einen vierten Grund der Fettepidemie. Und der liegt, so leid es mir tut, in unserem Gesundheitswesen selbst. Und damit auch bei uns Ärzten!

In Diskussionsrunden und bei Fortbildungen sehe ich immer wieder, wie viele meiner ärztlichen Kollegen es regelrecht aufgegeben haben, mit dem Patienten über das Thema Gewichtsreduktion auch nur zu reden. Es bringt nichts. Es ist ja leider unbezahlte Zeit, denn so etwas lässt sich nicht über die Kassen abrechnen.

Wenn die Ärzte den untauglichen Ratschlägen der DGE folgen (Immer noch werden mindestens 50 bis 60 % Kohlehydrate in der täglichen Ernährung empfohlen!), werden sie beim Patienten auch keine Erfolge sehen.

Selbst die meisten der sogenannten geprüften Diätassistenten folgen diesen Empfehlungen. Auf Kongressen geht es immer mehr um neue Medikamente gegen die Folgekrankheiten des Übergewichts (Bluthochdruck, Diabetes, Gicht usw.) als um das Anpacken der Ursachen. Wem nützt das wohl?

In jüngster Zeit treten auch zunehmend die Chirurgen auf den Plan. Sie operieren die Fettsucht weg – ganz einfach! Und die Kliniken verdienen daran sehr gut, vor allem, weil das die Krankenkassen auch immer häufiger bezahlen.

Ja, die kurzzeitigen Ergebnisse sind beeindruckend. Ein Diabetes ist damit quasi über Nacht zu heilen! Da kann man nur staunen.

Aber die Langzeitfolgen? Das OP-Risiko, das bei jeder operativen Maßnahme zu beachten ist? Braucht man heutzutage gar keine Ernährungsumstellung mehr? „Hoher Blutdruck – schneiden wir raus!“ … ???

Zum Glück ändert sich das langsam. Zumindest in den großen Fachzeitschriften.

So las ich in den letzten zwei bis drei Jahren zunehmend häufig Artikel über kohlehydratarme Ernährung, die Rolle der Fettleber bei der Entstehung von Übergewicht und Diabetes Typ 2.[1]

Ja sogar über die Vorteile des schnellen Abnehmens gegenüber der alten „Schritt-für-Schritt Philosophie“, die uns jahrzehntelang eingeimpft wurde.[2]

Beachtlich auch, dass im April 2018 der Zucker und dessen negative Auswirkungen erstmals zum Titel-Thema in der größten deutschen Ärztezeitung, dem „Deutschen Ärzteblatt“, gemacht wurde. Im Anhang finden Sie die Quellen dazu.[3]

Ein weiteres Indiz des Umdenkens ist eine Initiative von über zweitausend Ärzten und einigen Krankenkassen, die Anfang Mai 2018 gestartet wurde. Hier wird die Politik ausdrücklich aufgefordert, endlich etwas Reelles gegen die Verzuckerung unserer Nahrungsmittel zu unternehmen.

Hohes Gericht (oder besser hohes Gewicht!) ich gestehe: Auch ich habe meine Patienten viele Jahre lang falsch beraten. Heute weiß ich es besser.

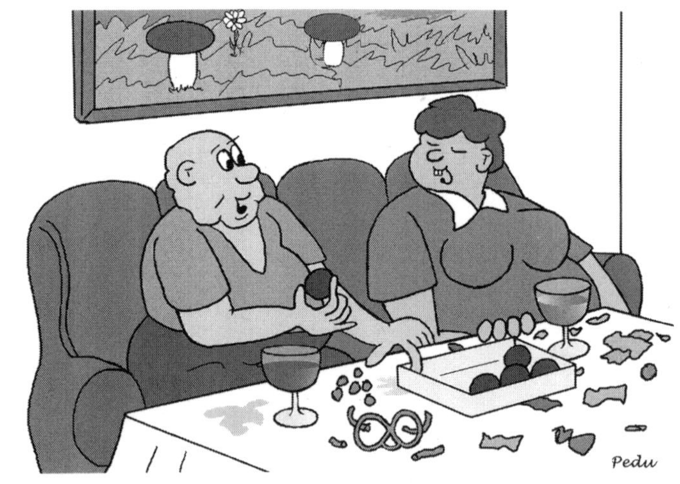

„Na, Mäuschen, noch ein Schokotoffee?
»Aber klar, mein Kolibri!“

Schlussfolgerungen

Welche Schlüsse lassen sich nun aus dieser Fehleranalyse ziehen? Welche Ratschläge zum Schlank*bleiben* kann ich Ihnen geben? Als Hausarzt, der täglich damit zu tun hat? Als selbst Betroffener? (Die meisten Autoren von Ernährungsratgebern sind übrigens gertenschlank und waren nie dick!)

Nun, gehen wir doch einfach Punkt für Punkt die Fehlerquellen des Nichtdauerhaftschlankbleibens (was für ein Wortgebilde – habe ich selbst gefunden!) durch und entwickeln eine Gegenstrategie.

Die eigene Lebensart

Hier kann man es eigentlich ganz kurz machen: Essen Sie genauso weiter, wie Sie es in den letzten Monaten gelernt und praktiziert haben. Also vier Mahlzeiten am Tag, grün-weiß. Mit einem rein-weißen Tag pro Woche. Nach einem gefeierten Wochenende zwei weiße Ausgleichstage.

Nutzen Sie dafür ruhig auch Eiweiß-Shakes mit niedrigem Zuckeranteil. Dafür müssen Sie etwas Marktforschung betreiben. Drei bis vier Gramm Zucker pro Shake sollten nicht überschritten werden, damit Sie unter den 20–30 g für den weißen Tag bleiben können.

Bedenken Sie, falls Sie ihn mit Milch anmischen, dass immer noch 5 g Milchzucker pro 100 ml dazukommen. Bei einem 300 ml Shake sind dann schnell 20 g Kohlehydrate erreicht. Daraus folgt: den Eiweiß-Shake möglichst mit kaltem stillen Wasser anrühren.

Glauben Sie mir: Ich war auch erstmal skeptisch. Aber es schmeckt. Heute vermisse ich die Milch im Shake gar nicht mehr.

Nach einem *all inclusive*-Schlemmer-Urlaub machen Sie auch mal eine ganze weiße Woche.

Es gilt die Faustregel: so viele weiße Tage wie zugenommene Kilos. Das klingt erst einmal wie Bestrafung. Aber uns, meiner Frau und mir, ging es so, dass sich unser Körper regelrecht danach sehnte, wieder gereinigt zu werden. Und nichts anderes tun wir mit den weißen Tagen. Wir reinigen die Leber, entfernen an ihr den neu angefressenen Fettrand und polen sie wieder um. Auf schlank. Auf ungehindert entgiften. So, wie sie es in unserem Sechzehn-Wochen-Konzept „gelernt" hat. Und staunen immer wieder, wie schnell die hinzugekommenen Kilos verschwinden. Sie schmelzen wie Eis in der Sonne. Es funktioniert!

Das häufigste Problem bei einer low carb-Ernährung war und ist die drohende Verstopfung, weil nicht genug Ballaststoffe gegessen werden. Besonders meine älteren Patienten beklagen dies manchmal. Aber auch ich selbst habe viel Erfahrung mit diesem Thema sammeln müssen.

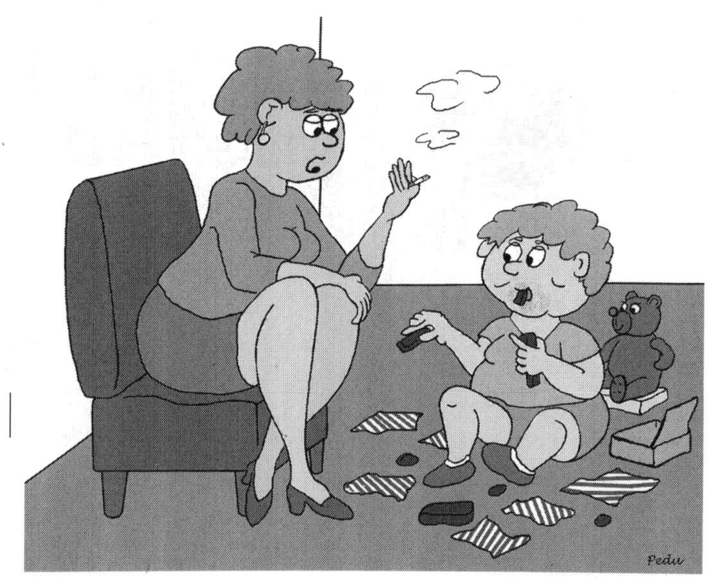

„Iss doch mal die letzten Schokoriegel auf, Tommy! Denke bloß an die vielen hungernden Kinder in der Welt!"

Hier meine ärztlichen Ratschläge dazu:

1. Nehmen Sie möglichst täglich, zumindest aber mehrmals wöchentlich, Ballaststoffe mit niedrigem glykämischem Index zu sich. Das Paradebeispiel hierfür sind Haferflocken. Man kann sie warm als Suppe genießen oder kalt, eingerührt mit etwas Milch und Süßstoff. Sie sättigen hervorragend und gelten als eine der gesündesten und eiweißreichsten Getreidesorten, die es gibt. Auch Chia-Samen, Flohsamen oder Körnermischungen in Joghurt sind möglich. Vorsicht: bei Joghurt auf den Zucker achten! Fertige Fruchtjoghurts aus dem Handel sind wahre Zuckerbomben!

Vorsicht auch mit Müsli! Selbst zuckerreduzierte Müslis sind nicht optimal. Hier findet häufig eine Verbraucher-Täuschung statt, indem die „Verzehrmenge pro Portion" groß auf der Packung steht. Aber haben Sie mal geschaut, wie wenig 40 g Knuspermüsli sind? Nicht mal eine Handvoll! Wer isst denn im wahren Leben so eine Mini-Portion?

2. Achten Sie bei dem Obst an den grünen Tagen auf ballaststoffreiche Früchte, z.B. Äpfel. Im Joghurt sind Beerenfrüchte am besten. Faustregel von Dr. Strunz, was Obst und Gemüse angeht: Alles, was über der Erde wächst, ist vom Zucker-(und Stärkegehalt) her besser!

3. Trinken Sie reichlich! Mindestens 1,5 bis 2 Liter am Tag sollten es sein. Faustregel: Bis der Urin hellgelb ist!

Es sei denn, Sie haben bereits eine chronische Erkrankung wie Nierenschwäche, wo die Trinkmenge begrenzt ist. Hier bitte den Doktor fragen!

4. Bewegen Sie sich, so viel Sie können! Insbesondere das ganz normale Laufen tut dem Darm und der Verdauung gut. Es arbeitet den Darm regelrecht durch und sorgt für eine gute Durchblutung. Eine der häufigsten Ursachen der Verstopfung ist der Bewegungsmangel!

Das soziale Problem

Ja ja, die liebe Familie. Der Partner, die Kinder, sie sind so gar nicht damit einverstanden, dass es „nichts Richtiges zu essen mehr gibt.“ Dabei ist genau diese Art zu essen goldrichtig. Gerade für Kinder! Der Kinderarzt Professor Lustig bringt in seinem Buch „Pur, weiß, tödlich: Warum der Zucker uns umbringt – und wie wir das verhindern können“ viele Beispiele dafür, welch segensreiche Verbesserung eine kohlenhydratarme Ernährung bei Kindern mit Übergewicht bringen kann. Auch solche zivilisationsbedingte Krankheiten wie ADHS oder die kindliche Migräne bessern sich allein durch eine Ernährungsumstellung auf low carb. Oft verschwinden sie ganz. Die Kinder werden leistungsfähiger und sportlicher. Erkrankungen wie Diabetes oder kindlicher Bluthochdruck treten erst gar nicht auf. Aus meiner Praxis heraus kann ich dies nur bestätigen.

Aber wie soll das nun im täglichen Leben funktionieren?

Beziehen Sie das *Kind* in Ihren Denkprozess ein. Verabreden Sie eine feste Zeit von, sagen wir mal, zwei Monaten, in denen Ihr Kind mit Ihnen wenig Kohlehydrate isst. Verkaufen Sie es als Abenteuer, als spannendes Selbstexperiment. So kann Ihr Nachwuchs selbst beobachten, inwiefern diese neue Ernährung etwas bringt. Belohnen Sie es fürs Durchhalten. Das kann auch ein Eis am Ende des Zyklus sein. Falls Ihr Kind dann noch Eis will.

Der kritische Punkt ist zweifellos die Schulspeisung. Und die Mitschüler mit ihren Pausensnacks. Alternativen bestehen hier in der Mitgabe von Eiweißriegeln und natürlich gesundem Obst und Gemüse. In den meisten Supermärkten gibt es inzwischen Gemüsesticks für Schulpausen, schon fertig geschnippelt und verpackt. Gern auch einen Quark- oder Joghurt-Dipp mitgeben. Oder Nussmischungen in Miniabpackung.

Lebenspartner bzw. Ehegatten beobachten häufig mit großer Skepsis solch eine rapide Ernährungsumstellung durch ein Familienmitglied (als Vorreiter). Spöttische oder gehässige

Kommentare sind besonders zu Beginn keine Seltenheit. Dahinter steckt oft die eigentliche Sorge, dass liebgewonnene Gewohnheiten zusammenbrechen, wie zum Beispiel das üppige brotreiche Abendbrot oder der Marmeladentoast zum Frühstück. Parieren Sie solche Tiraden mit Verständnis und Fröhlichkeit. Es geht hier um Ihr neues Leben. Sobald Ihr Partner sieht, wie Sie schlanker und vitaler werden, verstummen solche Kommentare meist von selbst. Werden Sie nicht zum Missionar, zum Eiferer. Lassen Sie ihm Zeit. Irgendwann wirkt Ihr Beispiel, und er beginnt von selbst, es Ihnen gleich zu tun. Oder eben auch nicht.

Vielleicht können Sie sich mit Ihrem Partner wenigstens auf ***drei Grundregeln*** einigen, die ich übrigens allen Patienten, die ihre Ernährung verbessern wollen, mit auf den Weg gebe:

1. ***Möglichst keine Süßigkeiten!***
2. ***Möglichst keine Weizenprodukte!***
3. ***Möglichst nicht täglich Alkohol (insbesondere kein Bier)!***

Nutzen Sie für die Familie Zuckerersatzstoffe wie Stevia, das indianische Süßkraut, das es inzwischen als Tabletten, Streusüße oder flüssig gibt. Auch Erythrit (Xucker) ist eine Alternative, da dadurch keine Insulinschwemme auftritt. Inzwischen ist es in vielen Drogeriemärkten erhältlich.

„Ja, aber die Zuckerersatzstoffe sind doch inzwischen auch in der Kritik …“, werden Sie jetzt vielleicht sagen.

Aber als erfahrener Hausarzt weiß ich: Ganz ohne Süß geht es nicht.

Ich halte es da wie mein Arztkollege Dr. Strunz. Mir ist es lieber, Sie nehmen Süßstoffe, als wieder in die Sucht-Zuckerfalle zu tappen und alles kaputtzumachen, was Sie soeben erreicht haben. Im Übrigen ist mir noch kein einziger stichhaltiger Artikel und keine Studie untergekommen, die wirklich beweisen, dass Süßstoffe beim Menschen schlecht oder gar krebserregend sind. Lediglich von Durchfällen wird berichtet, wenn man chemische Süßstoffe wie Aspartam oder Cyclamat längere Zeit in sehr großen Mengen zu sich nimmt.

Auch sollen Süßstoffe angeblich selbst dick machen, indem sie dem Organismus vorgaukeln, es kämen gleich ganz viele Kalorien. Der Mensch würde dadurch mehr essen als sonst, um seinem Körper diesen Wunsch nach Kalorien auch wirklich zu erfüllen. Das ist Unsinn. Diesen Effekt konnte ich weder bei mir noch bei meinen Patienten je feststellen.

Nicht so leicht wegzudiskutieren sind Studien, bei denen Ratten durch Süßstoffe an Gewicht zunahmen. Aber das waren eben Ratten, und es konnte auch noch keine Erklärung für dieses Phänomen gefunden werden. Wir dagegen sollten uns ja das Süße sowieso weitgehend abgewöhnt haben, so dass nur ab und zu hinzugesüßt wird.

Von der täglichen Frischzubereitung der Nahrung profitiert natürlich die ganze Familie. Nur dass man eben zweierlei Portionen mit unterschiedlicher Würzung machen muss, falls salz- und zuckerarm nun total abgelehnt werden.

Mir ist bewusst, dass ein weiteres großes Problem darin besteht, dass in den Familien heutzutage kaum noch gekocht wird. Der tägliche Zeitdruck macht zu schaffen. Und Fertiglebensmittel sind eben jederzeit verfügbar. Sie bedeuten keinen großen Aufwand, sind billig (da zuckerhaltig) und ewig haltbar (auch wegen des Zuckers – hier als Konservierungsstoff). Sie schmecken meist (wieder wegen Salz und Zucker) und sie sehen zumindest auf den Verpackungen gut aus. Alles wurde von der Industrie so optimiert, dass der gestresste Verbraucher ohne viel Mühe und Geld an Nahrung kommt – nur nahrhaft ist das alles eben nicht. Sondern krankmachend, dick machend und lebensverkürzend. Aber das scheint ja genauso gewollt zu sein – siehe oben.

Beziehen Sie also auch den Partner mit ein! Arbeiten Sie nicht gegen die Familie. Werden Sie kein militanter „Lowcarber“. Wenn der Partner eben nicht so leben will, dann nicht. Insbesondere Männer stehen hier, genau wie ich damals, voller Skepsis an der Seitenlinie. Zeigen Sie ihnen, dass zuckerarme Ernährung schön macht und sexy, aufgeweckter und strahlender. Insbesondere in Verbindung mit etwas Sport. Ihr erstmal genervter Mann wird es lieben lernen und vielleicht irgendwann auch loslegen mit low carb. So sind wir Männer eben.

Die *Eltern und Großeltern* sehen schlankmachende Veränderungen an Ihnen oft eher als der Partner, weil sie ja meist nicht im selben Haushalt leben. Erklären Sie ihnen die Gründe dafür! Zeigen Sie ihnen, dass Sie gesünder wurden, obwohl doch „… das Mädel gar nichts mehr isst …"!

Und haben Sie Geduld. Je älter ein Mensch wird, umso schwerer fällt ihm Veränderung.

Meine Mutter ist da keine Ausnahme. Sie hat Krieg und Hungersnot erlebt, und die gute Buttersemmel für den Jungen ist nach wie vor ein Muss, wenn er denn schon mal „heimkommt". Eine Weile habe ich sie verweigert, inzwischen esse ich ihr zuliebe eine Halbe. Dann ist der nächste Tag eben ein weißer. Was solls!

Auch mit den *Kollegen, den Nachbarn oder den Sportkameraden* sollte man darüber reden. Meist fällt nach drei bis vier Wochen Ihr neues verdünntes Aussehen sowieso auf, bewirkt erste Anerkennung, vielleicht Komplimente und zunehmend Fragen. „Wie machst du das?" oder „Kann ich das auch?"

So etwas schmeichelt dem Ohr und schafft zunehmend Selbstbewusstsein, dass der eingeschlagene Weg der Richtige ist.

Aber: Lassen Sie sich nicht vom ersten Lob einlullen! Wie oft erlebte ich Patienten, die die Anerkennung genossen – und danach wieder zu alten Essgewohnheiten zurückkehrten.

Schade drum! Sie wollen doch schlank bleiben. Für immer!

Also bleiben Sie ein Kohlehydrat-Vermeider – Ihr ganzen restliches Leben.

Sind Dicke lustig?

Ja! Der Volksmund weiß es: „Dicke sind lustig!“
Man merkt es doch sofort. In einer Gesellschaft im Wirtshaus sind sie die Lautesten.

Sie hocken da wie ein Fels in der Brandung. Es geht ihnen jetzt gut – man sieht es ihnen an. Das Essen schmeckt und zwar reichlich. Ebenso die Getränke. Bier, Wein oder Coca Cola – alles, was man will. Ihr rundes Gesicht glänzt vor Freude, und sie landen einen Brüller nach dem anderen. Meist, indem sie über sich selbst erzählen, über ihre Tapsigkeit im Alltag oder ihre Probleme mit schlanken Ärzten und dürren Physiotherapeuten. Was bleibt ihnen anderes übrig, als über sich selbst zu lachen?

Denn es gibt da die andere Seite. Dicke sind einsam!

Ich selbst machte diese Erfahrung am Anfang der Pubertät. Während meine Freunde damit prahlten, die „geilsten Bräute“ abzuschleppen (und einige dies sogar wirklich taten), schaute mich kaum ein Mädchen an. Jedenfalls nicht unter dem Aspekt: „Willst du mit mir gehen?“ Eher: „Gibst du mir was ab?“

Okay, es kam mein angeborener Schönheitsfehler im Gesicht dazu. In diesem Alter geht es eben hauptsächlich um's Aussehen.

Was tat ich? Ich saß einsam in meinem Zimmer, voller Sehnsucht und erlernte autodidaktisch das Gitarrespielen. Zuerst nur die Griffe, geschrummelt, später das berühmte Western-Picking von Simon and Garfunkel. Schrieb die ersten Liebeslieder für Andrea. Die mit den Sonnenaugen aus der Parallelklasse. Wusste, ich würde ihr die Dinger sowieso nie vorspielen.

Abnehmen konnte ich nicht. Ich wusste nicht wie. Und meine Ärztin wusste es auch nicht. Dafür wurde ich im Sportunterricht zensurenbefreit. Weil mir diese Note permanent den Zeugnis-Durchschnitt verhagelte. Mensch, ich wollte aufs Gymnasium und dann studieren!

Irgendwann setzte ich mich hin und ging mit mir in Klausur. Fragte mich: 'Was willst du? Willst du für den Rest deines Lebens depressiv herumhängen und allein sein? Oder schaffst du es, über dich selber zu lachen?'

Ich entschied mich für Letzteres Und siehe da, es klappte!

Mein Komiker-Kollege Michael Mittermeier sagte einmal: „Du kannst aussehen wie Quasimodo, der Glöckner von Notredame. Aber wenn du die Frauen zum Lachen bringst, hast du gewonnen!"

Ja, so war es. Und als mir die Natur noch den pubertären Wachstumsschub spendierte, und ich fast genauso schlank wurde wie mein Freund Buschi, geschah das Wunder. Ich brachte die Frauen nicht nur zum Lachen, ich brachte sie zum Lieben. Schließlich bekam ich die Schönste der ganzen Schule ab – und die liebe ich heute noch und sie mich. Auch, als ich wieder zum Moppel wurde. Und erst recht jetzt, wo ich, hoffentlich endgültig, entmoppelt bin.

Dieses Beispiel zeigt etwas Wunderbares: Jede Krise hat etwas Gutes!

Sie birgt nämlich auch Chancen. Denn ohne diesen Liebesentzug in meiner „Pickelzeit" wäre ich wahrscheinlich weder Musiker geworden, noch hätte ich je begonnen zu schreiben.

Aber vielleicht dann später doch – bei Ärzten weiß man ja nie …

Viele Dicke erleben es wie ich damals: Starkes Übergewicht macht einsam. Manchmal regelrecht unsichtbar. Nur bei solchen Situationen wie im Wirtshaus, da wird man plötzlich wahrgenommen. Da hat man „Mugge", steht im Mittelpunkt. Doch der Kater am nächsten Morgen kommt.

Deswegen stimmt dieser Spruch „Dicke sind lustig“ einfach so nicht. Im Gegenteil. In ihren einsamen Stunden sind viele von ihnen wahre Kohlenhydrat-Junkies, trösten sich mit Süßem. Der Körper ist gezwungen, eine Insulin-Flut loszutreten. Weil die Körperzellen längst unempfindlich auf normale Mengen des Hormons geworden sind. Das macht noch dicker – Insulin ist auch als „Mast-Hormon“ bekannt. Und es macht erneut Hunger. Schon nach kurzer Zeit. Man muss immer wieder essen, um das zuviel ausgeschüttete Insulin abzudecken. Ein Teufelskreis.
In fröhlicher Runde tut man das wenigstens ohne schlechtes Gewissen. Denn es ist eine Feier. Dann essen alle viel und gut. Drei Gänge oder mehr und manche auch doppelt. Aber das Leben ist nicht jeden Tag eine Feier …

Sicher gibt es auch viele Dicke, die mit ihrem Leben total zufrieden sind. Die sich mit ihrem Körpergewicht arrangiert haben. Sich einfach so annehmen, wie sie sind. Und sie sind dazu auch noch wahre Frohnaturen

Zum Beispiel, weil sie einen Partner gefunden haben, der ebenfalls dick ist. Der genauso gern isst und trinkt. Hier kommen die Probleme oft erst dann, wenn die Folgen des Übergewichts eintreten. Wenn einer oder beide davon krank werden. Sicher, auch das kann man lange Zeit gemeinsam durchstehen. Auch Tabletten kann man gemeinsam essen. Klar.

Aber ist es nicht sinnvoller, irgendwann mal zur Vernunft zu kommen? Am besten, gemeinsam? Und zwar, bevor der Katzenjammer losgeht? Bei mir hat es geklappt. Warum nicht bei Ihnen? Versuchens Sie’s doch einfach!

Die Psyche als Dickmacher ausschalten

Stress und psychische Probleme wie Depressionen gehören zu unserem Lebensalltag.

Im Job wird viel verlangt, zu Hause kommt die Familie hinzu mit all ihren Problemen und schließlich die permanente Reizüberflutung durch unsere digitale Gegenwart. All das überfordert die Menschen, macht sie überreizt, unruhig, stört Konzentration und Schlaf.

Die Folgen sind unübersehbar: Übergewichtige und depressive Patienten fluten die Arztpraxen, werden krank geschrieben, oft wochenlang. Das kostet den Staat Milliarden und die Menschen ihre Gesundheit und Lebensqualität.

Dabei ist die Lösung so einfach:

1. Stellen Sie Ihre Ernährung um! Der Mensch ist, was er isst!

2. Werfen Sie das Smartphone aus Ihrem Arbeitsalltag raus! Jedenfalls dann, wenn Sie damit nicht unbedingt arbeiten müssen. Laut großen Studien schaut jeder Deutsche alle 18 Minuten (!) auf sein Smartphone. Den ganzen Tag über! Dadurch erreicht er bei seiner Tätigkeit keine Tiefe mehr, arbeitet oberflächlich und oft fehlerhaft und hat am Ende des Tages das Gefühl, nie wirklich fertig zu sein. Das macht gestresst, unzufrieden und verleitet zu schnellerem Essen oder gar zu Frustfresserei.

3. Machen Sie schriftlich einen Tagesplan, der Pausen garantiert und möglichst jeden Tag Bewegung! Weichen Sie nur im äußersten Notfall davon ab.

Merke: Was man schriftlich und mit Überlegung fixiert hat, hält man meistens ein.

Sport und Bewegung sind ein Muss, um schlank zu bleiben. Hier gilt: Jeder nach seinen Vorlieben. Aber möglichst täglich.

Wenn Sie diese drei Grundregeln befolgen, sollten Stress und Überforderung bald kein Problem mehr sein. Sie haben einen Plan …!

Die „öffentlichen" Dickmacher ausschalten

Nahezu in allen Lebensbereichen werden Sie zu Ungesundem verführt. Sei es in den Medien, im Supermarkt oder in öffentlichen Einrichtungen. Der Staat tut kaum etwas dagegen, also müssen wir es selber tun!

Sollten Sie einkaufen gehen, nehmen Sie im Supermarkt den „Frische-Weg". Im äußeren Kreis gibt es meist Obst, Gemüse und Fleisch. Im Inneren befinden sich oft die ungesunden Fertiglebensmittel. Das ist logisch, denn an die Frischetheken müssen die Marktmitarbeiter täglich ran, um sie aufzufüllen (sonst wären es keine Frische-Theken). Im Marktinneren dagegen stehen die lange haltbaren und damit oft ungesunden Waren.

Ignorieren Sie die mit Süßkram zugestellten Hauptgänge vor den Festtagen! Sie wissen es besser. Süßigkeiten an den Kassen als Kindesverführer sollten laut Politik sowieso schon längst der Vergangenheit angehören. Leider ist das nicht immer so.

Wenn Sie gern fernsehen, meiden Sie die Privatsender. Fast viertelstündlich werden Sie sonst mit Werbung für Süßes, Pizza oder Bier zugedröhnt. Lassen Sie um Gottes Willen die Glotze nicht den ganzen Tag nebenbei laufen! Sie werden dadurch automatisch unbeweglicher, überstresst und dick. Aus meiner mittäglichen Hausbesuchsrunde könnte ich Ihnen da Beispiele aufführen …

Filme kann man auch aufnehmen, die Werbung überspulen oder rausschneiden. Vielleicht nutzen Sie besser die Mediatheken oder wieder mal eine Videothek.

Die öffentlich rechtlichen Sender senden nach zwanzig Uhr fast keine Werbung mehr (und bringen auch meist die informativeren Sendungen). Trotzdem gilt auch hier: Sehen Sie bewusst fern! Die Alternativen – einen Abendspaziergang mit dem Partner oder dem Hund, ein Treffen mit Freunden oder auch nur mal wieder ein Buch zu lesen – sind allemal besser!

Wenn Sie sich entschlossen haben, durch den Verzicht auf Kohlehydrate abzunehmen, sollten Sie vorher mit Ihrem Arzt sprechen. Wundern Sie sich nicht darüber, wenn Sie hin und wieder auf Unverständnis oder gar Ablehnung stoßen.

So ist mir ein Fall bekannt, bei dem ein Mann seine Hausärztin um Unterstützung bat. Sie sagte daraufhin: „Wissen Sie, ich kannte Ihre Mutter, ich kenne Ihre Schwestern und Ihren Bruder. Sie werden nicht abnehmen. Aber bitte, versuchen Sie es nur …"

Was für eine Nicht-Motivation! Der Patient gab nach einer Woche auch prompt auf und blieb leider dick.

Trotzdem, suchen Sie vorher dieses Gespräch mit Ihrem Hausarzt. Insbesondere, wenn Sie bereits chronisch krank sind, an Bluthochdruck, Diabetes oder Nierenschwäche leiden. Eine vorherige Bestimmung Ihrer Laborwerte ist unbedingt notwendig. Schließlich ändern Sie Ihre Ernährung, ja Ihr

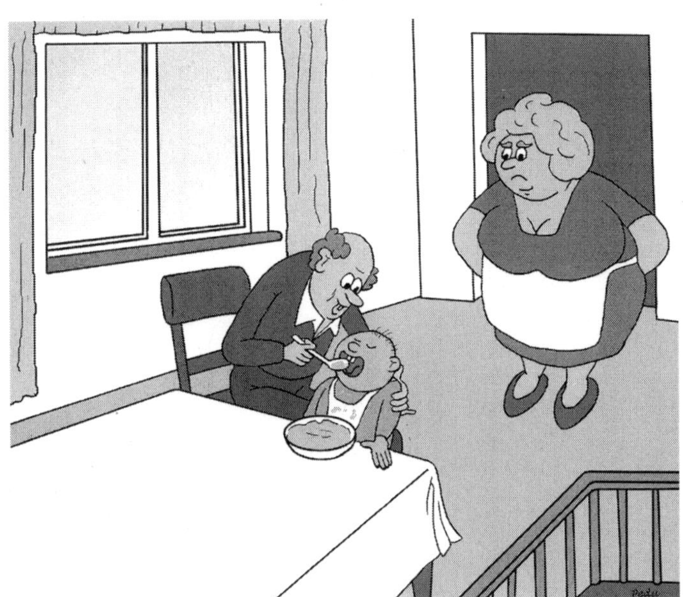

„Ein Löffel für Opa, drei Löffel für Oma …"

Leben, radikal. Im Anhang finden Sie die mindestens notwendigen Werte, die Ihr Arzt bestimmen lassen sollte.[4] Sie sollten nach vier Wochen und nach drei bis vier Monaten kontrolliert werden. Bei Diabetikern, Herz- und Nierenkranken auch häufiger.

Gegebenenfalls muss Ihr Arzt bereits nach der ersten Woche die Medikamente anpassen. Setzen Sie auf keinen Fall Ihre Dauermedikamente einfach selbst ab. Der Arzt hat sie verschrieben, weil es Gründe dafür gab. Nun ist er auch für die Reduktion oder das vollständige Absetzen verantwortlich.

Und glauben Sie mir: So mancher meiner Kollegen staunt, was durch so eine Ernährungsumstellung möglich wird.

Die meisten jedoch wissen es längst und werden Ihren Weg aufmerksam und wohlwollend begleiten. Ich habe es selbst gesehen und lernen dürfen, was für ein geiles Gefühl es ist, einem Patienten sein ungeliebtes Blutdruckmittel absetzen zu können. Jahrzehntelang nannte sich die Hypertonie „Chronische Volkskrankheit", und es hieß: Einmal Betablocker – immer Betablocker. Pustekuchen!

Natürlich bekommen auch die operativen Verfahren gegen die Fettsucht (bariatrische Operationen) immer mehr Bedeutung. Aber wenn ich an die ARD-Sendung zur besten Sendezeit mit dem jungen, dicken Ehepaar von Anfang Dreißig denke, dann sträubt sich vieles in mir. Trotzdem gewinnt diese Behandlungsmethode zunehmend an Bedeutung. Zumal allmählich auch Erkenntnisse über den Langzeitverlauf nach Operation vorliegen und Mut machen. Nichtsdestotrotz bin ich der festen Meinung, dass jede Operation, die vermeidbar ist, vermieden werden sollte.

Bei schwer chronisch Kranken jedoch, bei denen jede Ernährungsumstellung bereits gescheitert ist und die an den schlimmen Folgen ihres Übergewichts zu leiden haben, ist so eine Operation oftmals ein Segen. Wie gesagt, eine Zuckerkrankheit vom Typ 2 scheint tatsächlich heilbar zu sein. Genauso wie der Bluthochdruck und weitere Fett-Folgeerkrankungen bis hin zu Depressionen. Ein Risiko jedoch bleibt.

Zusammenfassung

Wenn es heute um das Thema Übergewicht geht, kommt man an den Kohlehydraten nicht mehr vorbei. Nach Jahrzehnten des (mutwilligen?) Irrtums, das Fett sei verantwortlich für die Fettsucht, stehen wir vor einem gesundheitlichen Scherbenhaufen. Noch nie gab es in der westlichen Welt so viele übergewichtige Menschen. Und es werden immer mehr.

Für die Industrie dagegen war und ist der Fett-Irrtum eine wahre Goldgrube. Noch heute wirft sie ihre ganze Macht in die Waagschale, um den Zucker salonfähig zu halten. Er hat ihr zu Palästen verholfen, zu Macht und Reichtum. Ob als billiger, aber extrem effizienter Universalstoff in der Ernährungsindustrie oder als Auslöser zur Erfindung immer neuer Medikamente gegen seine Folgen.

Zucker ist Goldstaub und ambivalent: Er sichert Millionen Arbeitsplätze, doch macht er die Menschen krank.

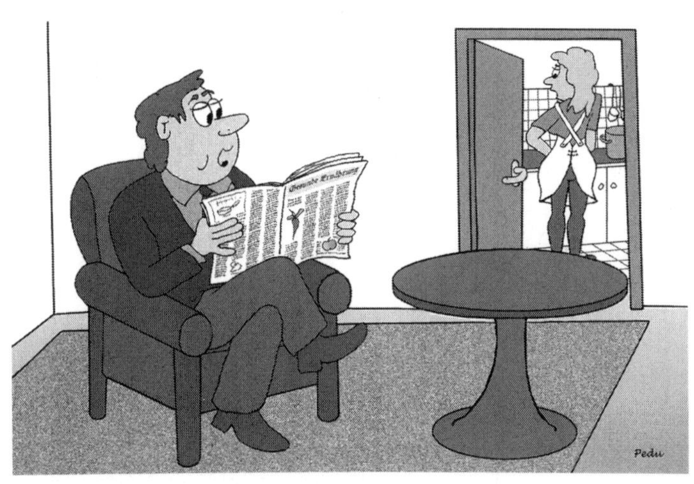

„Was gibt es heute zu Mittag, Schatz?“ – „Nichts!“
„Oh, und was gibt es morgen?“
„Gar nichts. Ich habe heute schon für morgen mitgekocht!“

Dabei ist er das einzige „Lebensmittel“, das der Körper nicht braucht. Ganz einfach, da er sich seine notwendige Glucose aus Fett und Eiweiß selbst bauen kann.

Zucker hat keinerlei Nährwert, er enthält weder nützliche Vitamine noch Spurenelemente oder Ballaststoffe – er ist nichts weiter als in Pulver gepresste (Sonnen-)Energie.

Von mir aus lasst uns damit heizen oder Auto fahren, aber nicht die wichtigen zarten Blutgefäße im menschlichen Körper verbrennen. Sie sind ein Wunder der Natur. Und jeder Mensch ist eben nur so gesund wie seine Gefäße.

Natürlich werde ich mich hüten, hier zum Verkünder der einzigen Wahrheit werden zu wollen. Zu oft gab es schon Irrtümer in der Medizin. Nichts ist absolut, und die Natur ist immer wieder für eine Überraschung gut. Wenn ich eines gelernt habe in den vielen Jahren des Arztseins, dann, dass man demütig bleiben sollte.

Aber etwas Neues versuchen, etwas besser machen oder korrigieren, was offensichtlich falsch lief, diesen Mut sollte man schon aufbringen.

Eins steht für meine Frau und mich jedenfalls fest: Nie wieder so dick zu werden wie früher. Nie wieder!

Also, ihr Lieben da draußen, mit den nicht mehr zu übersehenden Schwimmringen!

Packen wir es an! Zeigen wir der Welt, was möglich ist.

Vier Mal täglich essen und die erste Woche kein Sport – das klingt doch super! Abnehmen ohne zu hungern – dieser Traum funktioniert tatsächlich!

Und danach ein Leben mit mediterraner Kost – so wie in den Ferien in Italien, Spanien oder Griechenland. Lebenslanger Ernährungsurlaub – ist das nicht Klasse?

Und glaubt mir: Die Lust auf Sport und Bewegung kommt fast automatisch, wenn man immer leichter wird. Weil es wieder leichter fällt. So wie einst als Kind.

Das alles ergibt ein Wohlbefinden – ich sage euch, das möchtet ihr nie wieder missen!

Herzlich – euer Doktor Jörg Vogel.

Anhang

„CellReset“ ist ein geschütztes Programm, das es nur im Direktvertrieb gibt. Wollen Sie dieses Programm nutzen, googeln Sie bitte den Namen „CellReset“ und eine Stadt in Ihrer Nähe, und Sie werden einen Vertreter, der Sie betreut, finden. Von ihm oder ihr bekommen Sie eine genaue Anleitung. Die Nahrungsergänzung in diesem Programm stammt von einem führenden großen Unternehmen und ist kostenpflichtig. Die Krankenkassen übernehmen dabei nichts, da Nahrungsergänzungsmittel als Lebensmittel gelten und keine Medikamente sind.

„Nahrungsergänzung“ ist für viele meiner ärztlichen Kollegen ein Reizwort. Kein Wunder, wir haben es nicht anders gelernt. Und die Medien tun wirklich alles, damit es dabei bleibt. Egal, was für eine Sendung zu diesem Thema über die Bildschirme flimmert, es kommt immer zur selben Aussage: Nahrungsergänzung ist Unsinn. Zumindest hier in Europa.

Dass das nicht stimmt, weiß eigentlich jeder Hausarzt, der bei seinen Patienten zumindest einmal den Vitamin-D-Spiegel bestimmen lässt. Vitamin-D-Mangel ist ein Massenphänomen in Deutschland, nicht nur bei Alten und Kranken, die im Pflegeheim kein Sonnenlicht mehr zu sehen bekommen. Ganztägig inhäusiges Arbeiten, die hier geläufige bedeckende Bekleidung und die (gezüchtete) Angst vor Sonne auf der Haut führen dazu. Und das ist nur ein Beispiel.

Wichtige Laborwerte für die Gewichtsreduktion

Alter, Geschlecht
Gewicht, BMI,
Bauchumfang,
Blutdruck.

BB

Cholesterin gesamt + LDL + HDL
Triglyceride

HBA1c
CRP
GGT

Kreatinin
GFR
Harnsäure
Kalium

Nüchtern-Insulin
TSH

Ketonkörper im Urin

Kontrolle nach vier Wochen (Cellreset-Intensivphase)
nach 16 Wochen (eigentliches Programmende),
nach sechs Monaten und
nach einem Jahr.

Literatur zum Thema „low carb"-Ernährung, die mich begeistert hat:

H. U. Grimm: Garantiert gesundheitsgefährdend – Wie uns die Zuckermafia krank macht, München 2013

U. Strunz: Vitamine – aus der Natur oder als Nahrungsergänzung – wie sie wirken, warum sie helfen, München 2013

U. Strunz: Warum macht die Nudel dumm?, München 2015

U. Strunz: forever schlank, München 2016

N. Worm: Menschenstopfleber, Lünen 2013

N. Worm u. Kollegen: Volkskrankheit Fettleber, Lünen 2014

J. Yudkin / R. Lustig: Pur Weiss Tödlich. Warum der Zucker uns umbringt und wie wir das verhindern können, Lünen 2021 (Neuauflage)

Verwendete Artikel aus Fachzeitschriften

Dr. M. Riedl: Schluß mit Ernährungsmythen: Abnehmen, heilen und vorbeugen! In: Der Hausarzt 2/18, 58–61.

Lean MEJ et al. und Uusitupa M.A.a.O. In: Med. Tribune 53, Nr. 3, S. 10.

G. Franke-Ullmann und M.C. Simon: Der Magenbypass – eine Chance auf Diabetesremission …, Info Diabetologie 9/17, Jg. 11, Nr. 4.

C. Fries: Adipositaschirugie: Langzeitdaten …, Diabetologe 2018, 14, 46–47.

Kampf gegen Zucker, Titelthema Dt. Ärzteblatt, Heft 17, 27.4.2018

Danksagung

Zuerst möchte ich meiner Frau Karola danken. Wenn sie es nicht probiert und mich mitgezogen hätte, wäre ich heute noch ein vollschlanker Moppel-Doktor. Frauen passen eben auf die Männer auf – selbst bei uns Ärzten trifft das zu.

Herzlichen Dank an meinen Verleger Dr. Ziethen, der den Mut hatte, den (gefühlt) tausend Büchern zum Thema „Gewichtsreduktion" ein weiteres hinzuzufügen.

Vielen Dank an Joachim Heberlein, der als einer der Ersten das gewaltige Potential von „CellReset" erkannte. Sein begeisternder Vortrag in Berlin im Jahr 2013 gab den letzten Anstoß für mich, das Abenteuer „CellReset" zu beginnen.

Herzlichen Dank auch an meinen Kollegen Dr. Strunz und an Prof. Worm. Ohne ihre Bücher und News zum Thema hätte mir eine entscheidende Inspiration gefehlt.

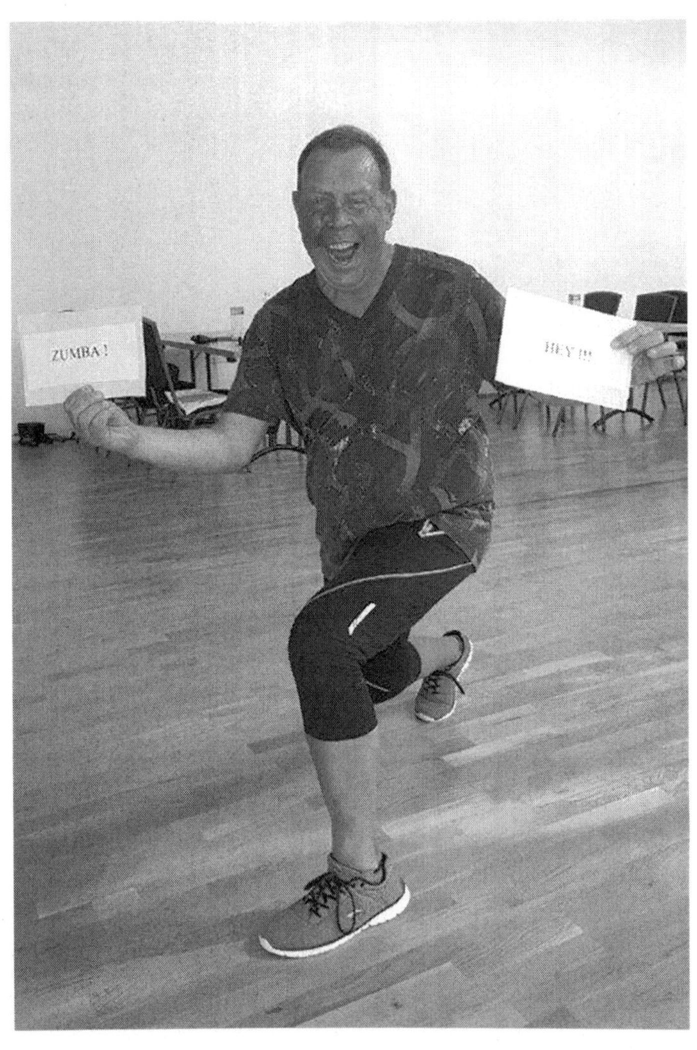
ZUMBA !
HEY !!!

Inhalt

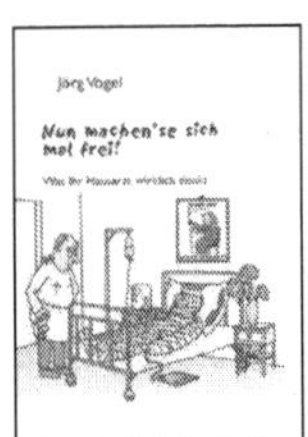

Nun machen'se sich mal frei!
Was Ihr Hausarzt wirklich denkt.
Zeichnungen von Peter Dunsch
ISBN 978-3-938380-99-4, 9,99 Euro

Warum labern Allgemeinmediziner ständig? Weshalb hilft ein EKG nicht wirklich? Warum zünden Männer beim Sex keine Kerzen an? Wichtige medizinische Fragen, die im Alltag keiner zu stellen wagt. Hier werden sie beantwortet. Auch wer wissen will, was ein Hausarzt wirklich denkt, sollte sich dieses Buch antun. Aber Vorsicht: Lachen verkürzt Ihre Krankheit! So oder so.

Treten Sie ein in die bunte Welt hinter den Kulissen des Praxisalltags, in die Gefühls- und Gedankenwelt unter dem weißen Kittel des Doktors. Aber glauben Sie um Gottes Willen nicht alles, was hier steht. Denn Satire lebt von der Übertreibung.

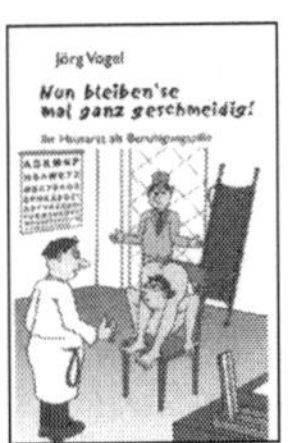

Nun bleiben'se mal ganz geschmeidig!
Ihr Hausarzt als Beruhigungspille.
Zeichnungen von Peter Dunsch
ISBN 978-3-86289-015-6, 9,90 Euro

Warum gehen die Deutschen im Schnitt pro Jahr nur achtzehn Mal zum Arzt? Gibt es bald ein „Volkskrankheiten-Stadl“? Was sind die geheimen Nebenwirkungen von Pferdesalbe?

Wieder beantwortet Dr. Vogel brennende medizinische Fragen. Tagtäglich berichten die Medien, was alles die Gesundheit schädigt. Das macht die Leute unruhig, führt zu „Rücken“, Sodbrennen und Zähneknirschen. Bei manchen sogar zu Lottofieber. Dann sorgt der Hausarzt für Entspannung. Mit diesem Buch macht er Sie regelrecht geschmeidig. Denn Lachen ist die beste Medizin! Mit oder ohne Zähne.

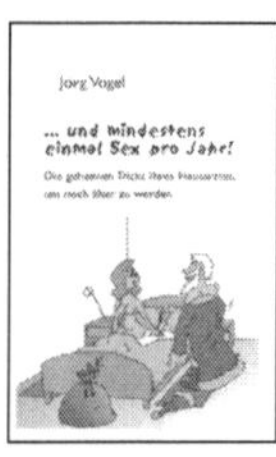

... und mindestens einmal Sex pro Jahr!
Die geheimen Tricks Ihres Hausarztes, um noch älter zu werden. Zeichnungen von Peter Dunsch
ISBN 978-3-86289-070-5, 9,99 Euro

Die Deutschen werden immer älter. Und sie wollen auch nicht, dass das aufhört. Deswegen gehen sie lieber öfter zum Arzt. Eigentlich sehr oft. Denn der kennt all die Tricks, um noch älter zu werden. Trotzdem bleiben viele Fragen: Soll man wirklich auf sein tägliches Bier verzichten? Reichen all die Pillen nicht aus für's Gesundbleiben? Und muss es wirklich einmal Sex pro Jahr sein? Und wenn ja, mit wem? Gewohnt witzig und unerschrocken stellt sich Hausarzt Dr. Vogel diesen Problemen.

Tauchen Sie mit ein in den Aberwitz des deutschen Gesundheitswesens. Lesen Sie sich klüger, und lachen Sie sich gesünder! Dann werden garantiert auch Sie 100 Jahre alt! Wenn nichts dazwischen kommt!

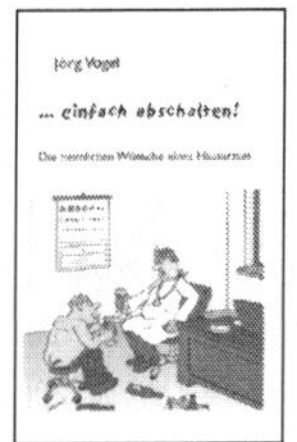

... einfach abschalten!
Die heimlichen Wünsche eines Hausarztes. Zeichnungen von Peter Dunsch
ISBN 978-3-86289-137-5, 10 Euro

„Einfach abschalten!" – und das sagt ein Hausarzt? Und was für „heimliche Wünsche"? Will er etwa schon wieder in den Urlaub? Träumt er davon, weit weg mit einer nackten Schönen am Strand zu liegen, während ihm hier der dicke Meier seine Furunkel zeigt? Möchte er den jungen Menschen der „Generation Smartphone" das Handy verbieten, bevor die ihre eigene Diagnose gestellt haben? Und wie sollen sie dann ihr Essen fotografieren? Oder will er etwa der alten Krause den Schrittmacher abschalten, nur weil sie der Schwiegermutter ähnlich sieht?